Ursula Nuber

Die verkannte Krankheit Depression

Wissen, behandeln,
mit der Krankheit leben

Kreuz Verlag

Die Gedanken, Methoden und Anregungen in diesem Buch stellen die Meinung bzw. Erfahrung/Recherchierergebnisse des Verfassers/der Verfasserin und/oder der Herausgeber dar. Sie wurden vom Autor/von der Autorin nach bestem Wissen erstellt und mit größtmöglicher Sorgfalt überprüft. Sie bieten keinesfalls Ersatz für kompetenten medizinischen Rat. Jede Leserin, jeder Leser bleibt für das eigene Tun und Lassen auch weiterhin selbst verantwortlich.
Eine Haftung für etwaige Personen-, Sach- oder Vermögensschäden ist ausgeschlossen.

3. Auflage (11.–13. Tausend), 1992

Umschlaggestaltung: Jürgen Reichert, Stuttgart
Autorenfoto: © Gudrun-Holde Ortner, Heidelberg
Gesamtherstellung: Ebner Ulm
ISBN 3 268 00120 3

Inhalt

Vorwort

Depression ist ein Thema: In Talkshows, Gesundheitssendungen, Zeitschriften und Büchern wird über die neue »Zeitkrankheit« diskutiert, Betroffene schildern ihre Erfahrungen, und kaum jemand scheut sich heute noch zuzugeben, er habe ab und zu »depressive Phasen«. Depression ist kein Tabu mehr.

Und dennoch:

- Immer noch gibt es Menschen, die an Depressionen leiden und es nicht wissen.
- Immer noch werden depressive Menschen jahrelang falsch behandelt.
- Immer noch bringen sich zu viele Menschen wegen Depression um.
- Immer noch gibt es zu viele Ärzte, die eine Depression nicht erkennen und falsche Medikamente für im Grunde gar nicht vorhandene Beschwerden verschreiben.
- Immer noch gibt es zu viele Betroffene und ihre Angehörige, die, weil sie zuwenig über die Depression wissen, stark verunsichert sind.

Dieses Buch wendet sich an all jene, die mehr über die Krankheit Depression erfahren wollen: An Menschen, die wissen, daß sie depressiv sind, an jene, die es nur vermuten, an die Menschen, die mit einem Depressiven leben oder arbeiten. Die hier zusammengetragenen Fakten sollen eine realistische Einschätzung der Depression ermöglichen. Sie machen deutlich, daß es weder Grund zur Beschwichtigung noch zur Resignation gibt. Sie zeigen auch, daß es keine einfachen Antworten, Rezepte und Therapievorschläge geben kann. Wer sich also Ratschläge erhofft nach dem Muster »Wie Sie Ihre Depression am schnellsten überwinden«, wird enttäuscht. Die Depression ist ein komplexes Phänomen, und für komplexe Phänomene kann es keine einfachen Lösungen geben. Doch auch für die Depression gilt: »Wissen ist Macht.« Je mehr Betroffene und Angehörige über diese Krankheit wissen, um so leichter können sie Wege finden, mit der Depression zu leben.

Ladenburg, im Sommer 1991

Einleitung:

„Depression ist nur ein Modethema“ oder: Warum Depressionen zunehmen

Depressive Menschen hat es immer schon gegeben. In geschichtlichen Darstellungen finden sich Hinweise, daß bereits vor dreitausend Jahren ägyptische Priester eine Krankheit behandelten, für die sie zwar noch keinen Begriff hatten, deren Beschreibung jedoch auf die Depression zutrifft: Nach einem Verlust, so haben die Priester beobachtet, fallen Menschen in eine niedergeschlagene Stimmung, die lange anhalten und in Phasen immer wieder auftreten kann.

Und im Alten Testament wird die Geschichte von König Saul erzählt, den immer wieder ein »böser Geist« quälte und ihn am Leben verzweifeln ließ. Nur das Zitherspiel Davids konnte ihn von diesen Gemütszuständen befreien. Der »böse Geist« galt als von Gott geschickt, wie überhaupt alle psychischen Beschwerden als Heimsuchung Gottes betrachtet wurden. Erst Hippokrates führte psychische Krankheiten auf Störungen im Gehirn zurück und beschrieb als erster das Erscheinungsbild der »Manie« und der »Melancholie« – Beschreibungen, die auch heute noch ihre Gültigkeit haben.

Depressionen sind also kein neues Phänomen. Zu allen Zeiten gab es Menschen, die von dunklen Stimmungen überfallen wurden und verzweifelt nach Hilfe und Erklärungen suchten.

Eine so einfache und wirksame Lösung wie König Saul haben allerdings die wenigsten gefunden – und viele sind im Kampf gegen ihre Depressionen gescheitert. Die Öffentlichkeit erfährt nur selten von den Qualen, die depressive Menschen ausstehen müssen. Sie horcht immer nur auf, wenn Prominente als »depressiv« bezeichnet werden oder ihrem Leben ein Ende setzen, zum Beispiel Ernest Hemingway, der sich nach langer Krankheit erschossen hat, oder Kurt Tucholsky, der das Leben nicht länger ertragen konnte und es mit einer Überdosis Veronal beendete. Auch Marilyn Monroe starb an einer Überdosis Schlaftabletten. Ihr Ehemann Arthur Miller schreibt, er hätte anfangs erwartet, »daß sie das glückliche, von allen Männern geliebte Mädchen« sei. Doch bald mußte er entdecken, »daß sie genau das Gegenteil war: eine unglückliche Frau, deren Verzweiflung wuchs, wohin sie sich auch wendete, um einen Ausweg zu finden«[1].

Keinen anderen Ausweg aus ihrer Depression als den Selbstmord sah auch die Schriftstellerin Sylvia Plath. Im Alter von 30 Jahren setzte sie ihrem Leben mit Gas ein Ende. Einem Leben, das für sie nur aus Anstrengung und Leistung bestand und aus dem verzweifelten Bemühen, die Depression hinter einer Fassade des Erfolges zu verstecken.

So wie Sylvia Plath, Marilyn Monroe oder Ernest Hemingway kämpften noch viele andere Persönlichkeiten und Künstler mit der Depression: Ob Virginia Woolf, Gustav Mahler, Winston Churchill, Abraham Lincoln, Vincent van Gogh, Leo Tolstoi – sie alle durchlitten ihr Leben. Oder durchleiden es noch, wie Prinz Claus der Niederlande, dessen depressive Erkrankung vor einigen Jahren von der Presse ausgeschlachtet worden war.

Die Depression kennt keine Schichtunterschiede, keine Altersgrenzen – jeder Mensch kann jederzeit daran erkranken. Und auch Ruhm, Reichtum, ein – von außen gesehen – befriedigendes Leben können die innere Leere der Betroffenen nicht füllen. Die Depression scheint eine Erfahrung zu sein, die zum Leben gehört. Leider gehört sie inzwischen zum Leben von immer mehr Menschen. Denn in den letzten Jahren hat diese Krankheit einen besonderen Stellenwert bekommen: Schwere Depressionen treten heute zehnmal häufiger auf als noch vor 50 Jahren. Immer mehr Menschen erkranken an Depression – und sie stehen meist mitten im Leben, wenn es passiert. Eine Entwicklung, die die Depression an die Spitze der Häufigkeit psychischer Erkrankungen katapultiert hat. Sie sei, so heißt es verharmlosend, der »Schnupfen« unter den psychischen Störungen. Ernsthafter klingt da schon das Resümee des amerikanischen Sozialpsychologen Martin E. P. Seligman: »Wir befinden uns«, so schreibt er, »mitten in einer Depressionsepidemie.«[2]

Kann die gestiegene Anzahl der Erkrankten allein darauf zurückgeführt werden, daß Depressionen heute besser erkannt werden als früher? Sicherlich spielt es eine Rolle, daß wir heute sehr viel mehr über die Krankheit wissen und sie besser diagnostizieren können – doch ausreichend erscheint diese Erklärung nicht. Schwedische Wissenschaftler, die seit nunmehr über 30

Jahren regelmäßig die Einwohner einer Stockholmer Vorstadt untersuchen, fanden heraus: Nicht nur die Zahl der Menschen, die vom Arzt als depressiv diagnostiziert wurden, ist im Laufe der Jahrzehnte angestiegen, sondern auch in der Gesamtbevölkerung ist eine Zunahme depressiver Störungen nachweisbar.[3]

Nach Studien in Skandinavien, Großbritannien und New York erkranken 15 bis 30 Prozent aller Erwachsenen irgendwann einmal in ihrem Leben an einer schweren Depression. Weltweit, so schätzt die Weltgesundheitsorganisation, sind etwa 100 Millionen Menschen betroffen.[4] In der Bundesrepublik leiden etwa zehn Prozent der Bevölkerung unter Depressionen, weitere 15 Prozent unter leichten depressiven Verstimmungen.[5] Diese Schätzungen gelten nur für die alten Bundesländer und würden sicherlich höher ausfallen, wenn die ehemalige DDR mit berücksichtigt würde.

Nicht nur die Zahl der Erkrankten hat sich in den letzten Jahrzehnten verändert, auch das Alter der Betroffenen: Seit Ende des Zweiten Weltkrieges erkranken zunehmend auch jüngere Menschen. Galten früher die etwa 50jährigen als besonders gefährdet, sind heute verstärkt die 25- bis 44jährigen betroffen. Das bestätigen unter anderem Zahlen des Bundesgesundheitsamtes, nach denen der Verbrauch an antidepressiven Medikamenten in der Altersgruppe der 25- bis 39jährigen in den Jahren zwischen 1986 und 1989 stark angestiegen ist. Während 1986 nur etwa 0,1 Prozent in dieser Altersklasse solche Medikamente schluckten, waren es 1989 bereits 1,1 Prozent.[6]

Wie läßt sich diese negative Entwicklung erklären? Ein Überblick über die Spekulationen der Experten und über die vorliegenden Forschungsergebnisse legt die Vermutung nahe, daß es vor allem zwei Faktoren sind, die für die Zunahme der Depression verantwortlich sein könnten: die veränderten Lebensbedingungen, die hohe Anforderungen an jeden Menschen stellen, und – damit zusammenhängend – die zunehmende Beschäftigung der Menschen mit sich selbst.

Es ist eine vielbeklagte Tatsache, daß die Lebensbedingungen für den einzelnen immer schwieriger werden: Jede dritte Ehe endet vor dem Scheidungsrichter; Alleinerziehende müssen die Doppelrolle des Erziehers und Ernährers übernehmen; eine große Zahl von Menschen ist von Arbeitslosigkeit bedroht oder bereits arbeitslos; die Zahl der Alleinlebenden ist in den letzten 20 Jahren um das Doppelte gestiegen; im Arbeitsleben wie auch auf unseren Straßen gilt die Devise: Jeder gegen jeden. In diesem Klima sind wir in besonderem Maße auf Unterstützung durch andere angewiesen – doch diese »anderen« fehlen oft. Wo früher noch die Familie, die Religion, die Dorfgemeinschaft Rückhalt gegeben haben, sind viele Menschen heute auf sich alleine gestellt. Depressionsexperten, wie zum Beispiel der Basler Psychiater Paul Kielholz, sehen denn auch im Zerfall der Traditionen die Hauptursache für die Zunahme der Krankheit: »Der Zerfall der Familie ist eine wesentliche Ursache für Depressionen, ebenso wie der Verlust religiöser Bindungen. Der herrschende Materialismus bedeutet Kampf – und das wiederum führt zum Verlust zwischenmenschlicher Kontakte. Die Vereinsamung in der Masse ist ein ganz entscheidender Faktor.«[7]

Und auch der Zürcher Arzt Jürg Wunderli ist davon überzeugt: »Wo die Verwurzelung des einzelnen in der Gemeinschaft zu schwinden beginnt, wo sich zunehmend die Individualität entwickelt, wo anstelle des ›man‹ das ›ich‹ tritt, erfährt sich der Mensch auch immer wieder besonders stark in seiner Verletzlichkeit und Unsicherheit.«[8]

Die Zahl der Menschen, die wirklich auf sich alleine gestellt sind, die nur sehr wenige Menschen haben, auf die sie sich hundertprozentig verlassen können, ist in den letzten Jahren drastisch gestiegen.

In ihrem Leben gibt es immer weniger Zufluchtsorte, an denen sie Kraft schöpfen könnten. Wohin können sie sich wenden, wenn sie eine berufliche Niederlage erlitten haben? Wer fängt sie auf, wenn es ihnen schlechtgeht? Wer bringt den Tee ans Bett, wenn sie krank sind? Wer hört überhaupt noch zu, wenn sie etwas von sich erzählen? Einrichtungen wie die Telefonseelsorge erfahren tagtäglich, wie viele Menschen sich zunehmend von ihrer Umwelt im Stich gelassen fühlen. Jede Minute wählt ein Mensch in der Bundesrepublik die Nummer der Telefonseelsorge, weil er niemanden hat, mit dem er reden könnte.[9] Die Mehrzahl der Anrufer leidet unter Vereinsamung, wie der Geschäftsführer der Westberliner Telefonseelsorge, Jürgen Hesse, berichtet: »Jeder kann sich scheinbar selbst verwirklichen und seinen Interessen nachgehen, aber das Miteinander bekommt eine andere Qualität. Die Beziehungen sind oberflächlicher und weniger stabil. Insofern leben wir in einem Zeitabschnitt, der besonders einsamkeitsfördernd ist.«

Beziehungen werden (und müssen?) fast nur noch unter dem Aspekt gesehen: »Was bringt es mir?« Ob im Berufsleben oder privat: Die Rechnung muß aufgehen. Wenn man Kraft, Zeit und Energie in einen anderen Menschen investiert, dann soll es sich auch lohnen. Die Anforderungen an sich selbst sind hoch, denn man muß sich ja im Lebenskampf bewähren, seine Individualität und Unabhängigkeit ständig unter Beweis stellen – und dementsprechend hoch sind die Erwartungen an andere Menschen. Der Sinn des Lebens liegt in der optimalen Selbstverwirklichung, und darum darf man sich selbst nie aus den Augen verlieren.

Da äußere Normen und Traditionen keine Wegweiser mehr sind, kann der einzelne – zumindest in der Theorie – frei wählen: seinen Lebenspartner, seinen Beruf, seine Hobbys, ob er Kinder in die Welt setzen möchte oder nicht, ob er lieber alleine oder mit anderen wohnen will und vieles andere mehr.

Die vielen Wahlmöglichkeiten haben eine schwerwiegende Konsequenz: Lebt man innerhalb von Traditionen nach vorgegebenen Mustern, dann muß man seine Lebensweise weder vor sich selbst noch vor anderen rechtfertigen. Wählt man sich jedoch seine Lebensform selbst, dann ist man für sie verantwortlich und glaubt, sich vor anderen rechtfertigen zu müssen.[10]

Der Karikaturist Chlodwig Poth hat das Problem in einem Comic in witziger Weise beschrieben.

Zwei Freunde treffen sich in der Kneipe, und es kommt zu folgendem Gespräch:

A: Mann, ist das dufte, mal wieder im Lande zu sein. Wie geht's euch Ganoven denn allen? Was machen denn zum Beispiel Krögers?

B: Die haben sich lange getrennt. Er lebt mit einer anderen Frau in Sachsenhausen, und wo sie hin ist, weiß ich gar nicht.

A: A ja, und die Zierfelds?

B: Da hat's neulich geknallt. Er ist ausgezogen und lebt jetzt in 'ner Wohngemeinschaft. Sie wohnt noch in Bornheim mit Volker – 's is 'n Lehrer. Weiß nicht, ob du den noch kennst. Was macht ihr denn?

A: Na ja, es ging halt nicht mehr. Susi wohnt jetzt woanders mit 'nem sehr sympathischen Typ, und ich lebe in der alten Wohnung mit Karin. Und bei euch? Was is da?

B: Wir, tja, wir sind noch zusammen, aber verstehst du, wir haben uns das auch schon oft überlegt, wirklich. Aber dann der Junge, und überhaupt, verstehst du, und komischerweise immer wieder, ich weiß nicht, ob du das verstehst, läuft's prima zwischen uns. Komisch, aber 's ist so, verstehst du?

A: Brauchst dich doch nicht zu entschuldigen, Junge, ich versteh dich doch, mach dir nichts draus.[11]

In einer Zeit, in der die maximale Glückserfüllung in Partnerschaften gesucht wird, kommt ein Mensch, der lange mit ein und demselben Partner zufrieden lebt, in den Verdacht, nicht genügend für seine Selbstentfaltung zu tun. Wer nicht permanent auf der Suche nach »Besserem« ist (einer besseren Beziehung, einem besseren Job, einem besseren Auto), hält die Spielregel nicht ein, die da lautet: »Du darfst dich nicht mit Durchschnittlichem zufriedengeben, solange du die Möglichkeiten hast, mehr aus deinem Leben zu machen.« Und so strampelt sich jeder auf seine Weise ab, um sich von der Masse abzusetzen und aus seinem Selbst das Optimale herauszuholen. Wir glauben, daß wir allein unser Schicksal in der Hand haben, wir sind dafür verantwortlich, wenn wir es im Beruf nicht allzu weit gebracht haben; wir sind verantwortlich, wenn unser Körper Ermüdungs- und Alterserscheinungen aufweist; wir sind verantwortlich, wenn wir mit unserem Partner nicht glücklich sind. Denn in einer Zeit, in der alles machbar und erreichbar erscheint, gibt es keine Entschuldigungen und Ausreden. Wem die optimale Selbstverwirklichung nicht gelingt, gilt als Versager.

Im Gegensatz zu unseren Vorfahren glauben wir nicht mehr an Gott, nicht mehr an den Zufall oder das Schicksal – wir glauben nur noch an uns selbst. Nur wir sind unseres Glückes Schmied, und da wir große Erwartungen an das Glück stellen, haben wir eine große Aufgabe.

So erliegen wir der Illusion, die Kontrolle über unser Leben liege voll in unserer Hand. Wenn wir nur alles richtig machen, dann ist unsere Welt ein Abziehbild der glücklichen Werbewelt, die uns per Medien täglich ins Haus geliefert wird.

Es ist unvermeidlich, daß die Vorstellungen in unseren Köpfen irgendwann mehr oder weniger schwer mit der Realität unseres Lebens kollidieren. Und bei diesen Zusammenstößen müssen wir dann erkennen, daß unser »Selbst«, dem wir unsere ganze Aufmerksamkeit widmen, sehr anfällig ist. Auch in Notzeiten haben wir dann nur uns selbst – und das reicht oft nicht aus, wie auch der Sozialpsychologie Martin E. P. Seligman meint: »Wir erleben immer wieder unvermeidliche, persönliche Mißerfolge. Nur selten erhalten wir alles, was wir erstreben. Frustration, Niederlagen und Ablehnung sind Alltagserfahrungen. Unsere individualistische Kultur mißt Werten außerhalb des Selbst geringe Bedeutung zu; der einzelne Mensch erhält von der Gesellschaft nur wenig Unterstützung, wenn er einen Verlust erleidet. ›Primitivere‹ Gesellschaften nehmen große Mühen auf sich, um Menschen beizustehen, die einen Verlust erlitten. Sie verhindern so, daß Hilflosigkeit in Hoffnungslosigkeit umschlägt.«[12]

Weil wir uns in erster Linie um uns selbst kümmern, können wir uns nicht mehr um andere kümmern. Wenn wir dann selbst einen Menschen an unserer Seite bräuchten, ist aus dem gleichen Grunde keiner da.

Viele flüchten sich, wenn sie das erkennen, in eine arrogante Haltung. »Ich brauche niemanden. Ich komme ganz gut alleine durchs Leben. Andere Menschen sind meist lästig und zeitraubend« – das sind Rechtfertigungen, die den Schmerz des Alleinseins abwehren sollen.

Diese gesellschaftliche Entwicklung, in der Individualität als erstrebenswertes Ziel gilt und ein Miteinander immer mehr erschwert wird, fördert ein Klima, das Menschen depressiv machen kann. Das bedeutet nicht, daß in Gesellschaften, die Traditionen hochhalten und feste Normen vorgeben, die Menschen psychisch unbedingt stabiler und gesünder wären. Und es heißt auch nicht, daß alles Althergebrachte besser als das Neue ist und daß das Rad der Zeit zurückgedreht werden müßte. Der Verlust unserer Traditionen hat ein Vakuum hinterlassen, das wir sozusagen im Versuch-und-Irrtum-Verfahren mit Sinn zu füllen versuchen. Wenn uns das nicht in dem erhofften Maße gelingt, wenn wir erkennen müssen, daß wir auf der Suche nach unserem Selbst uns und die anderen verloren haben, fallen wir in das schwarze Loch der Depression.

Vielleicht wäre es hilfreich, wenn wir uns weniger am »Ich« und etwas mehr am »Wir« orientieren würden. Depressive Menschen gäbe es dann natürlich immer noch, denn es sind viele Faktoren, die bei der Entstehung dieser Krankheit zusammenwirken – wie noch zu zeigen sein wird. Doch es müßten längst nicht so viele Menschen darunter leiden, wie es in unserer Gesellschaft momentan der Fall ist.

TEIL I:

Depression – Was ist das eigentlich?

»Das ist doch keine Krankheit« oder: Wer ist wirklich depressiv?

Wer Ärger mit dem Chef hat, reagiert »depressiv«; ein verregneter Urlaub macht »depressiv«, jemand hat »Depressionen«, weil ihn die Freundin verlassen hat; eine Frau sitzt nach dem Tod ihres Mannes nur noch »depressiv« in ihrer Wohnung. Der inflationäre Gebrauch des Wortes »Depression« hat unter anderem dazu geführt, daß alle möglichen Reaktionen auf Schwierigkeiten, Krisen oder Verlusterlebnisse als »Depression« bezeichnet werden.

Sicherlich haben alle Menschen in ihrem Leben für eine kürzere oder auch längere Zeitspanne schmerzhafte Erfahrungen zu verarbeiten, die Gefühle hervorrufen, die einer Depression nicht unähnlich sind. Von 10 000 klinisch Gesunden gab in einer Befragung zum Beispiel jeder zweite zu, »gelegentlich bedrückt« zu sein oder sich »niedergeschlagen« zu fühlen, jeder zehnte Befragte litt schon längere Zeit unter Traurigkeit.[1] Doch Bedrücktheit, Verstimmung und Trauer sind noch keine Depression. Wie aber kann man erkennen, ob ein Mensch an der Krankheit Depression leidet, oder ob er eine ganz natürliche Trauerreaktion zeigt? Es sind vor allem vier Merkmale, die als typisch für die Depression gelten: Ein depressiver Mensch kann sich über nichts mehr freuen, er fühlt sich völlig hoffnungslos, er hat seinen Glauben an sich, die Mitmenschen und – falls er ein gläubiger Mensch ist – auch an Gott verloren und ist unfähig, Entschlüsse zu fassen. Ein trauriger oder trauernder Mensch ist zu all dem noch fähig.

Darüber hinaus sind bei depressiven Menschen vor allem vier Bereiche deutlich verändert, wie Martin E. P. Seligman aufzeigt: das Denken, die Stimmung, das Verhalten und die körperlichen Reaktionen.[2] »Pessimistische Erklärungsmuster sind der

Kern depressiven Denkens. Eine negative Auffassung von der Zukunft, von sich selbst und von der Welt rührt daher, daß man die Ursachen für negative Ereignisse als dauerhaft, global und persönlich ansieht, die Ursachen für positive Ereignisse dagegen als zeitweilig, spezifisch und äußerlich.«

Zweites Kennzeichen ist die negative Stimmung: Depressive fühlen sich elend und verzweifelt. Alles, was früher Freude bereitet hat, erscheint nun plötzlich sinnlos und leer.

Das dritte Kennzeichen, das Verhalten: Seligman nennt Passivität, Unentschlossenheit und selbstmörderische Tendenzen als typisch für depressive Menschen. Und schließlich ist die Depression noch an körperlichen Symptomen zu erkennen: »Die Depressiven werden lustlos. Sie haben keinen Appetit. Sie sind nicht zum Geschlechtsverkehr fähig. Selbst der Schlaf ist gestört: Sie wachen viel zu früh auf, drehen sich von einer Seite auf die andere und versuchen vergeblich, wieder einzuschlafen.«

An diesen Symptomen kann man erkennen, ob ein Mensch »nur« traurig und niedergeschlagen ist, oder ob er bereits unter einer Depression leidet. Nicht alle Symptome müssen dabei gleichzeitig vorhanden sein. Doch je mehr Kennzeichen auf einen Menschen zutreffen, um so größer ist die Wahrscheinlichkeit, daß er depressiv ist.

Leider wird im Alltag nur selten zwischen den verschiedenen Gefühlen wie Traurigkeit, Niedergeschlagenheit, Liebeskummer differenziert. Sie alle werden in die Schublade »Depression« gesteckt, was letztendlich dazu führt, daß eine wirkliche Depression oftmals nicht erkannt wird.

So verwundert es nicht, daß auch die Betroffenen ihren Zustand herunterspielen und nicht als Krankheit erkennen. Mit ein Grund, warum sehr viele Depressive (in den USA schätzt man 70 Prozent) nicht die für sie richtige Hilfe erhalten und sich unnötigerweise mit ihren psychischen Problemen herumquälen. Es ist ein Merkmal aller Depressiver, daß sie versuchen, so lange wie nur möglich die äußere Fassade »Alles in Ordnung« aufrechtzuerhalten.

Ich quäle mich durch den Alltag: »Sei tapfer, reiß dich zusammen, du schaffst es schon, laß dir nichts anmerken, deine Familie braucht dich ... Leistungsfähig, unternehmungslustig, fröhlich, tragfähig und selbstdiszipliniert mußt du sein ... Betrachte das Schöne, denke positiv ...«, so rede ich mir selber zu. Ich setze eine Maske auf, lächle nach außen und gebe mich freundlich. Eine gute Mutter möchte ich sein, die Kinder sollen unbeschwert aufwachsen. Ich übe meinen Beruf aus, besorge den Haushalt. Übermenschlich ist die Anstrengung, da die Verzweiflung alle Kraft frißt.[3]

So wie die Schweizerin Rahel Beglinger, die ihre Erfahrungen mit der Depression in Zeichnungen und Texten verarbeitet hat, verhalten sich viele depressive Menschen. Sie wissen, daß etwas mit ihnen nicht in Ordnung ist, aber ihre große Disziplin und der starke Wille, die alltäglichen Pflichten und Leistungsanforderungen zu erfüllen, läßt ihre Krankheit für sie selbst und auch für ihre Mitmenschen nicht sichtbar werden. Sie suchen höchstens wegen Kopf- oder Magenschmerzen, Verdauungs- und Schlafstörungen oder Herzbeschwerden den Arzt auf, der ihnen meist jedoch nicht helfen kann. Kein Wunder, denn das eigentliche Problem, die Depression, bleibt unerkannt. Experten sprechen in solchen Fällen von der larvierten (auch: maskierten) Depression: 90 Prozent aller larvierten Depressiven erhoffen sich Hilfe von Allgemeinmedizinern – und beginnen damit eine oftmals langjährige Odyssee von einem Arzt zum anderen. Eine Untersuchung in Deutschland, Frankreich, Italien, Österreich und der Schweiz ergab beispielsweise, daß bis zu 10 Prozent der Patienten, die einen Arzt aufsuchen, an einer Depression leiden – und dies nicht erkannt wird.[4]

Ein Schicksal, das auch die Hausfrau Marie Karl erleiden mußte. Die heute 60jährige litt seit Jahrzehnten unter heftigen Migräneanfällen und ominösen Rückenschmerzen. Angefangen hatten die Schmerzen etwa ein halbes Jahr nach ihrer Heirat, nachdem sie aus ihrer süddeutschen Heimat in den Norden Deutschlands gezogen war. Erst bekam sie leichte Schmerzmittel verschrieben, dann immer härtere. Doch die Medikamente halfen immer nur kurzfristig. Sie konsultierte einen Experten nach dem anderen – wirklich helfen konnte ihr niemand. Irgendwann konnte sie dann ohne ihre starken Schmerzmittel überhaupt nicht mehr das Haus verlassen – in »Spitzenzeiten« schluckte sie 15 Tabletten am Tag. Zu den Schmerzanfällen hatte sich nun noch eine Tablettenabhängigkeit eingestellt. Als das selbst ihrem Hausarzt unheimlich wurde, schickte er sie in eine Schmerzklinik. Und erst dort – Marie Karl war inzwischen 55 Jahre alt geworden – erkannte ein Arzt, worunter sie wirklich litt: Depression, lautete seine Diagnose, die Marie Karl zunächst nicht akzeptieren wollte. »Ich bin doch nicht verrückt«, war ihre erste Reaktion. Körperlich krank zu sein, das sei schon schlimm, aber was an der Psyche zu haben – welche Schande!

Eine Reaktion, die nicht untypisch ist: Nicht zuletzt sind depressive Störungen so schwer aufzudecken, weil psychische Krankheiten immer noch als etwas Bedrohliches, Unheimliches betrachtet werden. »Lieber wäre ich krebskrank«, äußerte einmal ein depressiver Mann seinem Arzt gegenüber, »das könnte ich wenigstens erzählen, und jeder wüßte, was das ist. Aber bei der Depression – da kann man nichts sehen, nichts fühlen, einfach nichts.«

Die Ärzte sind inzwischen zwar sehr viel hellhöriger als früher, wenn ein Patient mit diffusen Beschwerden zu ihnen kommt, aber es sind immer noch zu viele, die sehr schnell zum Rezeptblock greifen, ohne die wirklichen Hintergründe geklärt zu haben. Viele entschuldigen ihr Verschreibungsverhalten damit, daß die Patienten schließlich nichts anderes erwarten würden. »Gebe ich kein Rezept mit, dann tut es der Kollege oder die Kollegin«, das mag oft ein Motiv für den Hausarzt sein, wenn er einen Patienten mit einer gängigen Diagnose und einem Rezept »abspeist«. Doch das ist nicht der einzige Grund, warum der Hausarzt nicht unbedingt der richtige Ansprechpartner für depressive Menschen ist. Oftmals fehlt ihm einfach das differenzierte Wissen oder auch die Erfahrung, um eine Depression erkennen und adäquat behandeln zu können. Wer über lange Zeit unter diffusen Beschwerden leidet, wer von seinem Arzt immer wieder die Auskunft »ohne Befund«, aber dennoch ein Rezept in die Hand gedrückt bekommt, der sollte mit sich selbst eine ehrliche »Bestandsaufnahme« machen. Möglicherweise macht das angst, und möglicherweise haben sich viele bereits mit ihren Beschwerden abgefunden. Nur wer bereit ist, der Wahrheit ins Auge zu sehen und sich nicht mehr hinter körperlichen Beschwerden zu verstecken, hat eine Chance, daß ihm geholfen wird.

Die folgenden Testfragen[5] sollen Ihnen dabei helfen herauszufinden, ob Sie an einer Depression leiden. Konfrontieren Sie sich mit den Aussagen und überprüfen Sie, inwieweit die darin beschriebenen Probleme Sie *im Laufe der letzten Woche* belastet haben. Wenn Sie »überhaupt nicht« zustimmen können, kreuzen Sie die »1« an, wenn Sie nur wenig zustimmen können, die »2«, wenn Sie schon eher zustimmen, die »3«, und wenn eine Aussage voll auf Sie zutrifft, dann kreuzen Sie die Nummer »4« an:

1. *Ich fühle mich kraftlos und träge*	*1*	*2*	*3*	*4*
2. *Ich denke daran, mit dem Leben Schluß zu machen*	*1*	*2*	*3*	*4*
3. *Mein Appetit ist schlecht*	*1*	*2*	*3*	*4*
4. *Ich weine leicht*	*1*	*2*	*3*	*4*
5. *Ich fühle mich eingeengt und eingeschlossen*	*1*	*2*	*3*	*4*
6. *Ich habe ohne Grund Angst*	*1*	*2*	*3*	*4*
7. *Ich fühle mich traurig*	*1*	*2*	*3*	*4*
8. *Ich fühle mich in der Ausführung mancher Arbeiten gehemmt*	*1*	*2*	*3*	*4*
9. *Ich sorge mich zuviel*	*1*	*2*	*3*	*4*
10. *Ich habe das Gefühl, daß ich das Interesse an vielem verliere*	*1*	*2*	*3*	*4*
11. *Es fällt mir schwer, Entscheidungen zu treffen*	*1*	*2*	*3*	*4*
12. *Ich blicke hoffnungslos in die Zukunft*	*1*	*2*	*3*	*4*
13. *Ich habe Konzentrationsstörungen*	*1*	*2*	*3*	*4*
14. *Ich denke an Sterben und Tod*	*1*	*2*	*3*	*4*
15. *Ich habe das Gefühl, daß ich mich zu allem anstrengen muß*	*1*	*2*	*3*	*4*
16. *Selbst mitten unter Leuten fühle ich mich einsam*	*1*	*2*	*3*	*4*

Auswertung:

Zählen Sie nun die angekreuzten Zahlen zusammen. Wenn die Summe einen Wert unter 30 ergibt, dann sind Sie manchmal niedergeschlagen, aber noch lange nicht depressiv. Liegt Ihr Punktwert über 30, dann neigen Sie zu Depressionen, die allerdings nicht stark ausgeprägt sind. Bei einem Wert über 40 wäre es sinnvoll, einen Experten zu Rate zu ziehen. Sprechen Sie zunächst einmal mit einem Arzt Ihres Vertrauens und lassen Sie sich von ihm eventuell zu einem Psychologen oder Nervenarzt überweisen und gründlich untersuchen. Der Test liefert nur einen Anhaltspunkt – keine Gewißheit. Sie sollten also nicht beunruhigt sein, wenn Ihr Wert sehr hoch ausfällt, sondern dies als Ermutigung auffassen, professionelle Hilfe in Anspruch zu nehmen und sich eingehend beraten zu lassen.

Zusätzlich zu diesem Test können Sie auf frühe Warnsignale achten, um einer versteckten oder beginnenden Depression auf die Spur zu kommen. Zu diesen frühen Symptomen gehören vor allem Schlafstörungen und plötzlich auftauchende körperliche Beschwerden wie beispielsweise Kopf-, Rücken- oder Magenschmerzen. Vor allem bei Frauen kann ein verändertes Eßverhalten Anzeichen für eine beginnende Depression sein. Nahrung wird oft als eine Art Selbstmedikation intuitiv eingesetzt. Das liegt zum einen daran, daß man mit Nahrung vorübergehend die innere Leere füllen und sich »belohnen« kann; zum anderen haben Frauen weniger Möglichkeiten als Männer, frustrierende Gefühle zu betäuben. Männer greifen eher zum Alkohol, ziehen mit Kumpels durch die Kneipen oder versuchen depressive Gefühle mit sexuellen Aktivitäten zu bekämpfen.

Neuere Studien haben aber auch gezeigt, daß kohlenhydrathaltige Nahrungsmittel und Süßigkeiten in großen Mengen den Endorphin-Spiegel (Endorphine sind eine Art körpereigene Opiate, die für unser psychisches Wohlbefinden zuständig sind) erhöhen können – und damit dem Esser zu einem kurzfristigen

Highgefühl verhelfen. Übermäßiges Essen lenkt also tatsächlich von depressiven Gefühlen ab; doch wenn die Wirkung nachläßt, fällt man mit noch größerer Wucht in das schwarze Loch zurück.[6]

Ein weiteres frühes Symptom, das allerdings meist nur die Umgebung des Betroffenen wahrnehmen kann, ist die psychomotorische Verlangsamung: ein depressiver Mensch spricht langsamer als ein nichtdepressiver (seine Stimme hat keine Höhen und Tiefen mehr), er geht langsam, der kürzeste Weg wird zur äußersten Anstrengung. Der Depressive spürt sein gesamtes Körpergewicht, manche haben das Gefühl, sie müßten sich wie im Schlamm fortbewegen.

Rahel Beglinger, die nach einem schweren Selbstmordversuch das Bedürfnis hatte, ihr depressives Erleben anderen verständlich zu machen, gibt in ihrer Beschreibung der Depression ein eindrucksvolles Zeugnis vom Erleben der Betroffenen:

Mein Körper war unendlich schwer, eine tiefe Traurigkeit hielt mich gefangen, und ich hatte Schuldgefühle meinen Angehörigen gegenüber: Kann ich meine Aufgaben und Pflichten noch erfüllen? Ich war am Ende aller Kraft, konnte nicht mehr – und wollte doch eigentlich. Ich konnte mich nicht mehr entschließen zu etwas, hatte Mühe mit der Sprache, mit den Bewegungen, ich wurde immer stiller.

Für mich war die Depression wie eine Glasglocke: Ich konnte noch hindurchsehen, ich sah, da sind die Menschen, die Dinge, die Landschaft, aber ich war getrennt von allem, abgeschnitten. Und trotzdem lächelte das Gesicht. Ich wollte teilhaben und konnte doch nicht mehr. Dieses Gefühl führte dazu, daß ich auch die Realität nicht mehr richtig sah – alles war verzerrt. Es wurde immer schwerer, überhaupt zu gehen, auf die Straße, aus dem Haus.

Nicht nur die Tage waren schlimm, auch die Nächte. Auch nachts kam keine Erholung. Schlafstörungen quälten mich oft. Und wenn ich dann mal einschlief, quälten mich starke Alpträume. Ich empfand das Leben als unendlich schwer, erdrückend, nicht zum Aushalten, grausam. Um dieser Schwere zu entfliehen, habe ich in den schweren Depressionen immer wieder an die Möglichkeit des Suizids gedacht, habe auch einen Selbstmordversuch gemacht. Die Gedanken kreisten und kreisten um den Tod, um den Suizid – doch gesprochen habe ich nicht darüber. [7]

In dieser Selbstbeschreibung kommt deutlich zum Ausdruck, in welch großer Einsamkeit die Betroffenen mit ihrem Leiden kämpfen. Zu spüren – etwas geht mit mir vor, etwas stimmt grundlegend nicht – und gleichzeitig keine Erklärung dafür zu haben, das wird als sehr bedrohlich erlebt. Um so wichtiger ist es, eine Depression bereits in ihrem Frühstadium zu erkennen, damit die Gitterstäbe des Gefängnisses »Depression« sich nicht immer enger und enger um den betroffenen Menschen schließen.

»Das liegt an den Hormonen« oder: Warum Frauen häufiger an Depression erkranken als Männer

Frauen – so zeigt die Statistik – erkranken doppelt so häufig an Depressionen als Männer. Eine Fülle von Spekulationen und Hypothesen wird zur Erklärung dieses Unterschiedes angeboten: Frauen gehen eher zum Arzt als Männer, geben leichter psychische Probleme zu, sind gewöhnt, über Gefühle zu reden, während Männer sich bei Schwierigkeiten lieber dem Alkohol zuwenden. Besonders einleuchtend erscheint auf den ersten Blick die Annahme, hormonelle Störungen könnten die höhere Depressionsrate von Frauen erklären. Hormone gelten als verantwortlich dafür, daß Frauen »von Natur aus« verletzlicher und labiler reagieren als Männer. Während Männer geradlinig und emotionslos ihr Leben meistern – so das Klischee –, sind Frauen eher unberechenbar. Bei ihnen muß man(n) ständig mit Gefühlsausbrüchen rechnen, sie sind leicht aus der Fassung zu bringen.

Und ist es nicht wirklich so, daß Frauen einmal im Monat vor der Menstruation starken Stimmungsschwankungen ausgesetzt sind, daß sie während der Schwangerschaft und nach der Geburt eines Kindes häufig Depressionen bekommen und sie sich in den Wechseljahren psychisch auch nicht besonders stabil fühlen? Tatsache ist, daß Frauen starken Hormonschwankungen ausgesetzt sind, die ihre psychische Verfassung beeinflussen *können*, aber nicht unbedingt *müssen*.

Zum Beispiel: Depressionen nach der Geburt eines Kindes

Selbst wenn Schwangerschaft und Geburt völlig problemlos verlaufen und die Frau sich auf ihr Kind freut, kann sie wenige Tage nach der Geburt in ein schwarzes Loch fallen. Schätzungsweise jede zweite junge Mutter muß diese Erfahrung machen. Ein Phänomen, das unter dem Begriff »Wochenbett-Depression« oder, salopp ausgedrückt: »Heultag«, bestens bekannt, aber leider in seiner Belastung für die Frau immer noch unterschätzt ist. Viele Frauen reagieren sehr verstört auf die depressiven Gefühle, denn eigentlich – so will es der Mythos von der natürlichen Mutterliebe – sollten sie sich doch freuen. Statt dessen bekommen sie »aus heiterem Himmel« Weinkrämpfe, fühlen sich müde, schlapp und haben an nichts – auch nicht an ihrem Baby – Interesse. Das wiederum verursacht ihnen Schuldgefühle, die ihre Stimmung nur noch mehr verschlechtern. In den meisten Fällen verschwindet die Depression nach kurzer Zeit ebenso schnell, wie sie gekommen ist. Bei einem Viertel bis einem Drittel der Frauen allerdings hält die dunkle Stimmung länger als eine Woche an, und cirka 10 Prozent der Frauen leiden auch Monate nach der Geburt ihres Kindes noch unter schweren Depressionen. Von Medizinern wird dieses Phänomen oftmals nicht besonders ernst genommen, weil es eine ganz plausible Erklärung dafür gibt. Die Hormonumstellungen nach der Geburt sind enorm[1]:

Während weniger Stunden verringert sich die Konzentration der zwei wichtigsten Schwangerschaftshormone Östrogen und Progesteron, ebenso sinken die Werte des Schilddrüsenhormons. Das sind nur die wichtigsten Veränderungen. Daneben gibt es noch eine ganze Reihe anderer, die die Frau verkraften muß.

Der Zusammenhang zwischen den Hormonschwankungen und der Stimmungslage ist bekannt: Ein starker Abfall der Hormone Progesteron, Östrogen und des Schilddrüsenhormons verringert auch die Neurotransmitter Serotonin, Dopamin und

Noradrenalin im Gehirn. Und diese Neurotransmitter wiederum spielen eine große Rolle bei der Depression (vgl. Kapitel I/3).

Zum Beispiel: Prämenstruelles Syndrom

Ob Hormonumstellungen oder -veränderungen allein die Depression *verursachen*, das ist im Fall der Nach-Geburts-Depression ebenso unbewiesen wie im Fall des »Prämenstruellen Syndroms (PMS), das mehr als zwei Drittel aller Frauen Monat für Monat in Depressionen verfallen läßt. Wenn diese Frauen vor oder während ihrer Menstruation »verrückt spielen«, dann kann das nach Erkenntnissen der medizinischen Forschung unter anderem an einem Mangel an Progesteron und einem Zuviel an Östrogen oder Prolactin liegen sowie an einem Überschuß an Streß- oder Schilddrüsenhormonen.

Für viele Frauen war die »Entdeckung« des PMS eine große Erleichterung, fühlten sie sich doch endlich ernst genommen. Und vor allem hatten sie auch für sich selbst eine entlastende Erklärung für ihre Stimmungsschwankungen. In manchen europäischen Ländern kommen Frauen vor Gericht mit einer milderen Strafe davon, wenn sie nachweisen können, daß sie zum Zeitpunkt ihrer Tat unter dem prämenstruellen Syndrom gelitten haben – und daher für ihre Tat nicht voll verantwortlich ge macht werden können.[2] Skepsis ist jedoch angebracht, denn der »Freibrief« PMS kann auch leicht als Gegenargument für Emanzipationsbestrebungen herangezogen werden. Wenn Frauen einmal im Monat »unzurechnungsfähig« sind, dann können ihnen doch keine verantwortungsvollen Aufgaben anvertraut werden. Da muß doch immer damit gerechnet werden, daß sie im entscheidenden Moment ihre kritischen Tage haben.

Zum Beispiel: Streß

Erklärt man das Verhalten einer Frau mit Hormonstörungen, dann ist es auch nicht mehr notwendig, sich ihre Lebensumstände anzusehen. Dabei wird vernachlässigt, daß ein veränderter Hormonhaushalt auf verschiedene Ursachen zurückgeführt werden kann – unter anderem auch auf Streß.[3] Offen ist daher nach wie vor die Frage: Kommt es zu Hormondefiziten oder -überschüssen, weil eine Frau unter starker Belastung steht? Oder reagiert eine Frau gestreßt, weil bestimmte Hormone fehlen beziehungsweise im Übermaß vorhanden sind?

Allein die Tatsache, daß nicht alle Frauen unter PMS (oder auch Schwangerschaftsdepressionen) leiden, daß die Symptome bei ein und derselben Frau Monat für Monat unterschiedlich ausfallen können und manche Frauen sogar unter PMS leiden, obwohl keinerlei Hormonschwankungen bei ihnen festzustellen sind, verweist darauf, daß die Hormone etwas zu vorschnell als Verursacher herhalten müssen. Es muß also noch andere Faktoren geben, die Frauen für Depressionen anfälliger machen. Sie klingen in der Selbstbeschreibung einer Frau an, wie sie die Tage vor den Tagen erlebt:

Dann fühlst du dich plötzlich, als ob du's nicht mehr schaffst – alles scheint dir zu anstrengend zu sein, die endlose Hausarbeit, das dauernde Essenplanen. Ohne ersichtlichen Grund rebellierst du. »Warum soll ich immer alles machen?« fragst du dich verzweifelnd. »Bevor ich verheiratet war, mußte ich das nicht tun. Warum muß ich es jetzt?« Wie jeden Morgen stehst du auf und kochst das Frühstück, während dein Mann im Bad ist. Du kletterst im Halbschlaf aus dem Bett, schleppst dich die Treppe runter und merkst, wie ein Gefühl der Abwehr in dir wächst. Das fröhliche Pfeifen oben bewirkt, daß du dich noch verquerer fühlst. Ohne Vorwarnung beginnt der Toast anzukokeln, und die Würstchen bruzzeln nicht friedlich in der Pfanne wie immer, sondern beginnen zu spritzen und zu platzen. Hastig versuchst du, den Toast zu retten, der aber nur noch für den Müll taugt. Die Würstchen sind nur noch kaum zu erkennende Überbleibsel dessen, was sie mal waren, und du wirfst sie ebenfalls in den Mülleimer. Dein ahnungsloser Gatte öffnet die Küchentür in Erwartung seines fertigen Frühstücks und findet statt dessen eine verräucherte Bude und eine erschöpfte Frau. Du bist so entnervt, daß du hilflos zu weinen beginnst. [4]

Nun könnte derartiges Verhalten leicht mit hormonellen Störungen erklärt und die offensichtliche Überforderung dieser Frau unter den Teppich gekehrt werden. Wären da nicht auch Untersuchungen, die eindeutig einen Zusammenhang zwischen Depressionen und Familienstand belegen. Ledige Frauen sind danach weniger depressiv als ihre verheirateten Geschlechtsgenossinnen. Umgekehrt aber leiden ledige Männer häufiger als verheiratete an psychischen Problemen. Die Ehe bietet Männern also offensichtlich Schutz vor Depressionen, während sie Frauen verletzbarer macht. Nur-Hausfrauen, Mütter mit Kindern im Vorschulalter haben dabei ein noch höheres Depressionsrisiko als berufstätige Ehefrauen und Mütter. Denn es ist nicht unbedingt die Doppelbelastung durch Familie und Beruf, die heute viele Frauen bewältigen müssen, vielmehr sind es gesellschaftliche Isolation und Probleme mit dem Partner, die Frauen depressiv machen. Eheliche Auseinandersetzungen, Untreue des Partners oder dessen Unverständnis bedeuten für Frauen – vor allem wenn sie nicht berufstätig sind – größeren Streß als für Männer. Immer noch fühlen sich Frauen für das Klima in Partnerschaft und Familie zuständig, während Männer sich von Krisen und Streit nicht so sehr beeinflussen lassen. Wie in einer Untersuchung festgestellt wurde, geben depressive Frauen im Vergleich zu nichtdepressiven deutlich häufiger stark belastende Ehekonflikte an.[5] Frauen leisten »Beziehungsarbeit«, sie fühlen sich nicht nur für das leibliche, sondern auch für das psychische Wohl ihrer Männer und Kinder verantwortlich. Doch wer kümmert sich um ihre Sorgen, um ihr psychisches Wohlergehen?

Wenn Frauen also in der Zeit vor ihrer Menstruation, während der Schwangerschaft, nach der Geburt oder in den Wechseljahren depressiv werden, dann ist die Ursache dafür nicht ausschließlich in den Hormonveränderungen zu suchen. Vielmehr kann darin zum Ausdruck kommen, daß eine Frau unter starken Belastungen steht, die in Zeiten wie vor der Periode oder nach der Geburt eines Kindes für sie besonders deutlich werden. Die hormonellen Veränderungen können sie sensibler dafür machen, eigene Überforderungen besser wahrzunehmen. »Eigentlich hätte sie vielleicht die ganze Zeit Grund genug, reizbar, zornig, wütend, verzweifelt zu sein oder aggressiv zu werden«, schreibt Margaret Minker. »Sie verbietet sich das jedoch oft, weil sie ›keinen Unfrieden stiften‹ will, und setzt statt dessen ihre ›typisch weiblichen Tugenden‹ ein: Langmut, Geduld, Anpassungsfähigkeit (bis zur Selbstverleugnung).«[6] Wenn der Streß zu groß wird, wie zum Beispiel in der prämenstruellen Phase, gelingt die Kontrolle über die eigenen, als »negativ« eingestuften Gefühle nicht mehr.

Diesen Kontrollverlust erleben viele Frauen als äußerst verunsichernd. Und dieses Gefühl der Verunsicherung, der Hilflosigkeit ist wiederum ein wesentliches Merkmal der Depression.

Zum Beispiel: Die weibliche Sozialisation

Möglicherweise sind die Wurzeln für die höhere Depressionsanfälligkeit von Frauen aber auch in deren Kindheitserfahrungen und der speziellen weiblichen Sozialisation zu suchen. Genauer: in der besonderen Bindung zwischen Mutter und Tochter, die sich deutlich von der Beziehung unterscheidet, die Mütter zu ihren Söhnen haben. Weil sie dasselbe Geschlecht haben, tendieren Mütter dazu, ihre kleine Tochter als Bestandteil von sich selbst zu betrachten, und gestehen ihr weniger Eigenständigkeit und eigene Entwicklung zu als ihren Söhnen. Die amerikanische Soziologin Nancy Chodorow zitiert in ihrem Buch »Das Erbe der Mütter« Arbeiten von Robert Fließ, in denen er erstaunt feststellt, daß psychotische und neurotische

Mütter ihre Krankheit vorwiegend auf die Töchter übertragen.[7] Gemeinsames Kennzeichen dieser Mütter war es, daß sie in der Phase, in der die Töchter ihre volle Zuwendung benötigt hätten, sich nicht einfühlsam genug um sie kümmerten. Sie verhielten sich, wie Chodorow schreibt, »asymbiotisch«. Als ihre Töchter jedoch in das Alter kamen, in denen Kinder anfangen, sich von der Mutter abzulösen und eine eigene Identität zu entwickeln, wurden die Mütter »hypersymbiotisch«. »Nachdem sie zunächst ihren Töchtern die Stabilität und Sicherheit einer vertrauensvollen frühen Symbiose verwehrt hatten, verhinderten sie nun jeglichen Spielraum für Separatheit oder Individuation«, faßt Chodorow die Ergebnisse von Fließ zusammen. Die Folge: Auch die Töchter entwickelten neurotische Symptome bis hin zu schweren Ich- und Körperstörungen. Ähnliches berichtet auch die Therapeutin Enid Balint aus ihrer therapeutischen Praxis: Die Mütter glauben – aufgrund der gleichen Geschlechtszugehörigkeit – die Bedürfnisse ihrer Töchter zu kennen; doch in vielen Fällen projizieren sie nur ihre eigenen Bedürfnisse auf die Tochter und erwarten von ihr, daß sie nach diesen (und nicht nach ihren eigenen Bedürfnissen) lebt. Balint schildert diese besondere Interaktion zwischen Mutter und Tochter an einem Fall aus ihrer Praxis:

Sarahs Mutter war gegenüber jeglicher Kommunikation, die von dem Bild abwich, das sie von ihrer Tochter hatte, unzugänglich. Als Folge davon konnte Sarah die Kommunikation ihrer Mutter nicht verstehen und hatte das Gefühl, daß ihre Mutter sie nie so sah, wie sie wirklich war; keine fand ein Echo in der anderen; folglich konnte sich zwischen der Heranwachsenden und ihrer Umgebung nur eine unechte Interaktion entwickeln.[8]

Auch die Autorin Signe Hammer stieß in ihren Interviews mit über fünfundsiebzig Müttern, Töchtern und Großmüttern immer wieder auf das Phänomen, daß Töchter sich nur mit großen Schwierigkeiten eine eigene, von der Mutter unabhängige Identität aufbauen können:

Auf einem gewissen Stand verharren Mütter und Töchter leicht in einer gefühlsmäßigen Bindung, die man als semi-symbiotische Beziehung charakterisieren könnte, in der keine von beiden sich oder eine andere als wirklich eigenständige Person sieht.[9]

Söhne dagegen haben diese Schwierigkeiten nicht. Sie sind so offensichtlich »anders«, daß es Müttern leichter zu fallen scheint, ihre Autonomiebestrebungen nicht zu unterbinden.

Alle Autoren und Autorinnen sind weit davon entfernt, den Müttern die Schuld an diesen besonderen Beziehungsstrukturen zu geben. Vielmehr weisen sie darauf hin, daß die Mütter oft selbst keine eigene Identität entwickeln konnten, daß sie sich selbst leer und depressiv fühlen. Wichtig ist jedoch zu erkennen, daß Mütter, die für sich kein stabiles Selbst entwickeln konnten, die Autonomie ihrer Töchter eher behindern als fördern. Das hat nicht nur Auswirkungen auf die späteren Liebesbeziehungen der Töchter, die im Zusammenleben mit einem Mann jene Geborgenheit und Sicherheit zu finden hoffen, die ihnen in frühen Jahren von der Mutter verweigert worden waren, sondern eben auch auf die Ausbildung einer Depression.

Erste Anzeichen sind dabei oftmals schon bei Mädchen in der Pubertät festzustellen, wie verschiedene Untersuchungen zeigen.[10] Unterscheiden sich Mädchen unter zehn Jahren in ihrer Selbstwahrnehmung und -einschätzung noch nicht von den Jungen, ändert sich das in der Pubertät drastisch. Deutlich mehr Mädchen als Jungen sind jetzt mit sich, ihrem Aussehen und ihrem Leben unzufrieden. Sie wären gerne anders, als sie sind, fühlen sich ungeliebt und unglücklich. Und sie sind auch mit ihrer Gesundheit weniger zufrieden als ihre männlichen Altersgenossen. Bereits junge Mädchen leiden häufig unter Kopf- oder Magenschmerzen, schlafen schlecht und fühlen sich niedergeschlagen. Und dementsprechend hoch ist auch ihr Konsum an Schmerzmitteln. (Ein Muster, das sich bis ins Erwachsenenleben hinein fortsetzt.)

Diese Unterschiede zwischen heranwachsenden Mädchen und Jungen werden von Sozialforschern darauf zurückgeführt, daß

Mädchen sich ihrer selbst sehr viel unsicherer sind als Jungen. Sie haben ein geringes Selbstwertgefühl, stellen sich stark in Frage und wissen auch heute noch nicht, welcher Platz in der Gesellschaft der ihre sein könnte. Mädchen, so der amerikanische Sozialpsychologe Martin E. P. Seligman, müssen »überreichliche Erfahrung« mit Hilflosigkeit machen: »Das Verhalten von Knaben wird von Eltern und Lehrern gelobt oder kritisiert, während das von Mädchen häufig ignoriert wird. Knaben werden zu Selbstvertrauen und Aktivität erzogen, Mädchen zu Passivität und Abhängigkeit. Wenn sie erwachsen sind, finden sich Frauen in einer Kultur vor, die die Rolle der Hausfrau und Mutter verachtet. Wendet sich eine Frau der Arbeitswelt zu, stellt sie fest, daß ihre Leistungen weniger Anerkennung finden als die von Männern. Wenn sie bei einer Konferenz das Wort ergreift, schauen mehr Leute gelangweilt drein als bei einem Mann.«[11]

In einem Frauenleben gibt es mehr als genug Gelegenheiten, sich hilflos zu fühlen, meint Seligman, und Hilflosigkeit führt, wie er eindrucksvoll nachgewiesen hat, zu einer pessimistischen Lebenseinstellung und damit in die Depression. In einer bundesweiten Befragung von 900 leicht bis schwer depressiven Frauen fand eine Hamburger Psychologinnengruppe bestätigt, daß es einen Zusammenhang zwischen Depression und traditioneller Frauenrolle gibt.[12] Danach gefragt, wie sie erzogen worden sind, wie ihrer Meinung nach eine Frau sein sollte und wie sie sich selbst sehen, wurden in den Antworten der Frauen große Diskrepanzen deutlich. Während sich ihre Erziehung am traditionellen Frauenbild ausrichtete (eine Frau soll ordnungsliebend, bescheiden, sanft, häuslich, geduldig, fürsorglich sein), wären die Frauen selbst gerne ganz anders. Sie hätten gerne männliche Eigenschaften wie durchsetzungsfähig, selbstbewußt, aktiv, unabhängig und mutig. Besonders auffallend waren die Aussagen zur »Aggressivität«: Nur 17 Prozent der befragten Frauen glauben, daß eine Frau aggressiv sein darf, aber 51 Prozent erleben sich selbst als aggressiv.

Die Wissenschaftlerinnen vermuten, »daß viele Frauen aggressives Verhalten generell als etwas Schlechtes ansehen, daß sie also während ihrer Erziehung nicht nur lernten, Wut und Ärger zu unterdrücken (nur 2,4 Prozent geben an, daß sie diese Gefühle im Elternhaus zeigen durften), sondern auch generell den Ausdruck von Aggression für Frauen ablehnen. Wir gehen davon aus, daß abgelehnte, nicht gelebte Gefühle oftmals gegen das eigene Selbst gerichtet werden, so daß die nach innen gerichtete Aggression sich in Selbsthaß, mangelndem Zutrauen, depressiver Blockierung etc. äußern kann.«

Auch hier also wieder der Hinweis auf die frühe Erziehung von Mädchen zu Anpassung und »Bravheit«. Ziele, die für die Erziehung von Jungen nicht als erstrebenswert gelten.

Erschwerend kommt bei Frauen noch hinzu, wie sie mit depressiven Stimmungen umgehen: Während Männer versuchen, sich abzulenken, denken Frauen über ihre Stimmung nach und versuchen sie zu analysieren. In verschiedenen Untersuchungen konnte nachgewiesen werden, daß Frauen, wenn es ihnen schlechtgeht, zum Grübeln neigen, während Männer Zerstreuung suchen.[13] Daß Grübeln alles noch schlimmer macht, bestätigten auch die Frauen der Hamburger Studie. Es ist eine Bewältigungsstrategie, die sie als wenig hilfreich bezeichneten. Ebenso wie Psychopharmaka, von denen 25 Prozent der Befragten angaben, daß Medikamente ihre Situation nur überdeckten, sie aber trotzdem immer noch das Gefühl hatten, nicht richtig zu leben.

Obwohl inzwischen Einigkeit darüber besteht, daß eine Depression selten auf nur eine einzige Ursache zurückgeführt werden kann, sondern vielmehr mehrere Faktoren zusammenwirken, stehen bei der Diskussion um die Häufigkeit der weiblichen Depression immer noch biologische Ursachen im Vordergrund. Steckt dahinter das Klischee von der angeblich schwächeren Natur der Frauen? Auf jeden Fall hat diese Betrachtungsweise Einfluß darauf, welche Behandlung depressive Frauen erhalten. So ist es traurige Tatsache, daß Ärzte bei Frauen häufiger als bei Männern die Diagnose »nervöse Erschöpfung«, »vegetative Dysthonie« oder »Angstzustände« stellen. Kommen Frauen in die Arztpraxis, weil sie unter ständiger Müdigkeit, Rücken-,

Kopfschmerzen oder Erschöpfungsanzeichen leiden, dann ist für viele Mediziner die Sache klar: Alles psychisch – und dagegen gibt es »Mother's little helpers«, die bunten Pillen für die Psyche. Tranquilizer, Neuroleptika und Antidepressiva werden Frauen im Durchschnitt 30 Prozent häufiger als Männern verordnet. Nach ihren Lebensumständen wird nicht gefragt und oft auch nicht danach, ob Frauen von den verschriebenen Medikamenten nicht erst wirklich krank werden. Viele dieser Medikamente können abhängig machen, und vor allem: Sie ändern nichts an den wirklichen Ursachen der Beschwerden. Doch die interessieren ja so lange nicht, wie man von biologischen oder konstitutionellen Faktoren ausgeht.

Gerade für Frauen ist es also wichtig, den Wurzeln ihrer Depression auf die Spur zu kommen und den Diagnosen und Behandlungsvorschlägen der Ärzte mit größter Vorsicht zu begegnen.

»Depression ist Depression. Da gibt es keine Unterschiede« oder: Warum werden Menschen depressiv?

Bereits im Jahre 1621 beschrieb der Geistliche und Gelehrte Robert Burton in seinem Lebenswerk »Die Anatomie der Melancholie« drei Formen dieser Krankheit und verwies darauf, daß »diese Dreiereinteilung auch die Zustimmung des Hippokrates wie der meisten Modernen« findet. In seinem »Dreierschema« unterscheidet er die »Kopfmelancholie«, die »vom Hirn ausgelöst« wird, die Melancholie, die den ganzen Körper betrifft und deren Ursache die aus dem Gleichgewicht geratene »schwarze Galle« ist, und eine dritte Form, die »hypochondrische« oder »blähende« Melancholie, die von den Eingeweiden herrührt. »Darüber hinaus«, so Burton weiter, »tritt die Melancholie gern zusammen mit anderen Krankheiten auf, wobei dann auch größere Berufserfahrung nicht vor Irrtümern schützt.«[1]

Auch heute werden im wesentlichen drei Depressionsformen unterschieden, die der Burtonschen Einteilung gar nicht so unähnlich sind, doch ist die Wissenschaft heute vorsichtiger mit der Ursachenzuschreibung. Für alle Depressionsformen gilt: Eindeutige, abgesicherte Antworten auf die Frage, wodurch sie verursacht werden, können noch nicht gegeben werden. »Jeder Fortschritt unseres Wissens wirft eben mehr Fragen auf, als er Antworten bringt«, schreibt der französische Psychiater und Psychoanalytiker Daniel Widlöcher. »Wir wissen immer noch nicht, welche Nervenzustände an diesem Mechanismus beteiligt sind.«[2]

Doch die Depressionsforschung hat gerade in den letzten zehn bis 15 Jahren erhebliche Fortschritte, vor allem auf dem Gebiet der Hirnphysiologie, gemacht. Es gibt inzwischen vielversprechende Anhaltspunkte für mögliche Ursachen der Depression und damit auch für ihre Behandlung. Verkürzt kann der derzeitige Forschungsstand so zusammengefaßt werden: Biochemische, genetische, psychische und Umweltfaktoren wirken in unterschiedlichem Ausmaß zusammen. Dabei hängt es von der jeweiligen Form der Depression ab, welche Faktoren im Vordergrund stehen.

Die drei Formen der Depression

Wie zu Robert Burtons Zeiten geht man auch heute von einem »Dreierschema« aus und unterscheidet zwischen

- der somatogenen Depression
- der endogen-psychotischen Depression
- der psychoreaktiv-neurotischen Depression.

Gerade auf die *somatogene* Depression trifft immer noch zu, was Robert Burton bereits 1621 erkannte: »auch größere Berufserfahrung schützt vor Irrtümern« nicht. Oftmals wird nicht abgeklärt, ob die Depression eine Folge körperlicher Erkrankung sein könnte. Immerhin, so wird geschätzt, sind 10 Prozent aller Depressionen somatogener Natur. Chronische Schmerzen, Herzerkrankungen, Virusinfektionen oder Diabetes sind häufig von Depressionen begleitet, ebenso können Depressionssymptome vor Ausbruch der Parkinsonschen Krankheit oder AIDS auftreten oder auch erst nach Abklingen einer körperlichen Erkrankung wie zum Beispiel Hepatitis (Gelbsucht). Ein Sonderfall der somatogenen Depression ist die *pharmakogene Depression,* die durch bestimmte Medikamente hervorgerufen wird. Dazu können paradoxerweise auch Antidepressiva gehören (vor allem Neuroleptika), ebenso Tranquilizer, Mittel gegen die Parkinsonsche Krankheit und andere. Im Einzelfall sollte daher immer zunächst abgeklärt werden, ob eine depressionsauslösende Erkrankung vorliegt oder Medikamente eingenommen werden, deren Depressionspotential bekannt ist. Denn bei einer somatogenen Depression helfen weder Antidepressiva noch Psychotherapie, behandelt werden muß vielmehr die zugrunde liegende körperliche Erkrankung. Viele Erkrankte werden oft erfolglos über Jahre hinweg medikamentös oder auch psychotherapeutisch gegen Depressionen behandelt, weil eine gründliche körperliche oder neurologische Untersuchung versäumt worden ist.

Die *endogen-psychotischen* Depressionen gelten als die schwersten und als »biologisch« verursacht. 20 Prozent aller Depressiven leiden schätzungsweise an dieser Krankheitsform, die bipolar oder unipolar verlaufen kann. Das heißt, manische Phasen wechseln sich mit depressiven ab (bipolar), oder der Patient erleidet ausschließlich depressive Phasen (unipolar). In einer manischen Phase sind die Erkrankten in auffallend gehobener Stimmung, schlafen nur sehr wenig oder gar nicht und verhalten sich nicht selten selbstschädigend. Da werden dann auf Kredit größere Anschaffungen getätigt, Jobs gekündigt, Scheidungen eingereicht und mal eben Flugtickets gekauft, um in einer anderen Stadt Kaffee trinken zu können. Schlagzeilen machte beispielsweise der Selbstmord Peter Gürtlers, Chef des weltberühmten Wiener Hotels Sacher, der als manisch-depressiv galt. In einer manischen Phase hatte er die Wiener Gesellschaft mit der Ankündigung verblüfft, er wolle der nächste österreichische Bundespräsident werden. Auf Gehalt würde er verzichten, denn Geld hätte er schließlich genug. Klingt die manische Phase ab, stürzt der Kranke in ein schwarzes Loch. Die Euphorie wird von Antriebsarmut, Lethargie abgelöst. In einer solchen depressiven Phase hat Peter Gürtler sich erschossen.

Wie extrem die Gefühle in den einzelnen Phasen sind und wie beängstigend unterschiedlich, beschreibt eine betroffene Frau:

»Es ist eine besondere Art von Schmerz, Freude, Einsamkeit und Terror, die man in dieser Krankheit durchleidet. Wenn man ›high‹ ist, dann ist es schrecklich aufregend. Die Ideen und Gefühle stürmen geradezu auf einen ein, und man ist ganz damit beschäftigt, ihnen nachzugehen, bis man eine noch bessere Idee hat. Man kennt keine Schüchternheit mehr, plötzlich findet man die richtigen Worte und Gesten, man spürt, daß man andere beeinflussen und verführen kann. Selbst uninteressanten Menschen kann man plötzlich etwas abgewinnen. Man fühlt sich leicht, mächtig, euphorisch und finanziell ungeheuer potent. Doch irgendwann ändert sich das. Die guten Ideen sind plötzlich zu viel, sie stürmen jetzt viel zu schnell auf einen ein; wo vorher Klarheit war, herrscht nun Durcheinander. Man verliert das Gedächtnis und den Humor – man ist irritierbar, ängstlich, verschreckt, alles gerät außer Kontrolle, man ist in den dunkelsten Kammern seiner Psyche gefangen. Man denkt, daß es nie wieder enden wird. Die Verrücktheit schafft ihre eigene Realität ... Welches dieser Gefühle ist real? Was bin ich? Bin ich das wilde, impulsive, chaotische, energiegeladene und verrückte Etwas? Oder das scheue, zurückgezogene, verzweifelte, selbstmörderische, verdammte und müde Wesen?«[3] Dieses Wechselbad der Gefühle muß jedoch nur ein Bruchteil der Depressiven durchmachen. Von den sowieso schon seltenen endogenen Depressionen verlaufen 75 Prozent unipolar, es kommen also keine manischen Phasen vor. Es ist auch nicht immer der Fall, daß bei bipolaren Formen auf eine depressive Phase immer eine manische folgt (oder umgekehrt). Vielmehr sind die depressiven Phasen sehr viel häufiger als die manischen.

Die Biologie der Depression

Bei *endogenen Depressionen* werden vor allem biologische oder Erbfaktoren zur Erklärung herangezogen. Allerdings geht man nur bei der bipolaren Depression mit manisch-depressiven Phasen von einem Erbfaktor aus. Als Anhaltspunkt dafür gelten Untersuchungsergebnisse, nach denen ein Mensch um so wahrscheinlicher endogen depressiv erkrankt, wenn diese Krankheit bereits in der Familie vorkommt. Das Erkrankungsrisiko liegt dann bei zehn bis 20 Prozent. Auch Zwillingsstudien verweisen auf einen Vererbungsfaktor. Wenn ein eineiiger Zwilling manisch-depressiv erkrankt, dann erkrankt auch der andere Zwilling mit etwa 50- bis 70prozentiger Wahrscheinlichkeit. Bei zweieiigen Zwillingen liegt das Risiko nur bei zehn bis 20 Prozent. Die Tatsache, daß bei identischer Gen-Ausstattung nicht immer beide Geschwister erkranken, läßt allerdings den Schluß zu, daß neben genetischen Aspekten auch Umwelteinflüsse wirksam sein müssen.[4]

Ein besonders geeignetes Forschungsobjekt waren für die Anhänger der »Vererbungsthese« die sogenannten Amish-People in Pennsylvania[5]. Diese Volksgruppe lebte über einen Zeitraum von 30 Jahren völlig abgeschlossen von anderen und streng nach den Regeln ihrer Vorfahren. Alle Mitglieder dieser Gruppe können seit dem frühen 18. Jahrhundert ausnahmslos auf eine geradlinige Abstammung von ihren 20 bis 30 »Gründungspaaren« zurückblicken. Die Medizinsoziologin Janice Egeland von der Universität von Miami hat die Erbsubstanz von 81 Mitgliedern dieses Clans, von denen 19 bereits an der endogenen Depression erkrankt waren, genauer untersucht. Dabei stieß sie am elften Chromosom auf einen Defekt, der für die Entstehung der manisch-depressiven Erkrankung verantwortlich zu sein scheint. Mit hoher Wahrscheinlichkeit sind also Erbfaktoren für die Entstehung der bipolaren Depression verantwortlich – doch auch hier gilt: Mit letzter Sicherheit kann auch bei dieser – relativ seltenen – Depressionsform nicht von Vererbung gesprochen werden.

Die Wissenschaft versucht auf vielen Wegen, den Geheimnissen der Depression auf die Spur zu kommen – und muß dazu oft genug Umwege gehen. Ende der fünfziger Jahre stellten Ärzte erschrocken fest, daß Reserpin, ein Mittel, das zur Therapie von Bluthochdruck eingesetzt wurde, die Patienten stark depressiv werden ließ. Als erstem ist dieser fatale Nebeneffekt dem Internisten Edward Freis aufgefallen, nachdem mehrere Patienten, denen er zur Senkung ihres Bluthochdruckes Reserpin verordnet hatte, Selbstmord begangen hatten. Vor der Behandlung mit Reserpin waren diese Patienten in keiner Weise als psychisch instabil aufgefallen. Diese Nebenwirkung des Reserpins löste intensive – vor allem tierexperimentelle – Forschungen aus.[6] Auch an Ratten konnte man die ruhigstellende Wirkung des Reserpin nun beobachten: Sie wurden dadurch träge. Reserpin, so fand man heraus, führt zu einem Mangel an den Neurotransmittern Noradrenalin und Serotonin, und diese Unterversorgung des Gehirns löst depressive Symptome aus.

Unser Nervensystem besteht aus ungefähr zehn Milliarden Neuronen, Zellen, die miteinander verbunden sind. Nervenimpulse werden von einem Neuron zum anderen durch einen Spaltraum, die Synapse, weitergeleitet. Um die Information weitergeben zu können, speichert jedes Neuron an seinem »Ausgang«, der Präsynapse, eine chemische Substanz, die für die Übertragung zuständig ist. Die Nachricht, der Nervenimpuls, wird dann vom gegenüberliegenden Neuron, von der Postsynapse, aufgenommen. Diese chemischen Substanzen sind sogenannte Neurotransmitter, die sich in zwei Gruppen einteilen lassen: die Monoamine und die Katecholamine. Noradrenalin und Serotonin, jene Transmitter, die durch das Mittel Reserpin so stark reduziert werden, gehören zur Gruppe der Monoamine. (Um den Abbau dieser Monoamine zu verhindern, wurden Medikamente entwickelt, die in der Depressionstherapie als Monoaminoxidase(MAOH)-Hemmer bekannt sind; vgl. S. 75.)

Ausgehend von den unerwünschten Nebenwirkungen des Medikaments Reserpin wurde die Hypothese aufgestellt, daß Depression eine Folge von Noradrenalin- und Serotonin-Mangel ist. Heute sind sich die Depressionsforscher darin einig, daß diese Sichtweise zu verkürzt ist. Denn in der Zwischenzeit sind sehr viele »Mosaiksteine« zusammengetragen worden, die zwar immer noch kein klares Bild der Depressionsentstehung zeigen, die jedoch vermuten lassen, daß sehr viele körperliche Veränderungen mit einer Depression verbunden sind.

So hat sich beispielsweise eine Forschungsrichtung, die Chronobiologie, mit der Frage beschäftigt, warum der Schlaf von Depressiven in so typischer Weise gestört ist. Depressive schlafen schlecht ein, wachen häufig auf in der Nacht, schlafen unruhiger und sind frühmorgens bereits hellwach. Ergebnisse aus Schlaflaboruntersuchungen mit Depressiven zeigen, daß sie weniger tiefe Schlafphasen haben. Besonders auffällig ist, daß der sogenannte »paradoxe Schlaf«, für den die schnellen Augenbewegungen typisch sind (REM-Schlaf, rapid eye movement), bei depressiven Menschen in typischer Weise verändert ist. Normalerweise treten diese REM-Phasen im Laufe einer Nacht mehrfach auf, dauern zwischen zehn und dreißig Minuten und wiederholen sich alle neunzig Minuten. Ein gesunder Mensch fällt zirka 50 Minuten nach dem Einschlafen in den paradoxen Schlaf, wobei diese Phasen im Laufe der Nacht immer häufiger und länger werden. Anders bei Depressiven. Sie haben im ersten Drittel der Nacht heftige REM-Phasen, die dann aber im letzten Drittel deutlich abnehmen.

Erklärt wird dieses Phänomen unter anderem mit einer Phasenbeschleunigung des 24-Stunden-Rhythmus, mit dem der REM-Schlaf verbunden ist. Wiederum wird angenommen, daß ein Neurotransmitter hierbei eine Rolle spielt, nämlich das Acetylcholin. Eine vermehrte Ausschüttung dieses Transmitters kann die Traumphase nach dem Einschlafen künstlich beschleunigen, wie Tierversuche zeigen. Injiziert man Tieren einen mit Acetylcholin verwandten Stoff, dann zeigen diese Schlafmuster, die denen Depressiver sehr ähneln.[7]

Konsequenz dieser Forschungsergebnisse sind Behandlungsversuche mit Schlafentzug und Lichttherapie, die allerding nur sehr kurzfristige Wirkung zeigen. Wird Depressiven der Schlaf vollständig oder teilweise für eine Nacht entzogen, fühlen sie sich am nächsten Tag sehr viel besser. Ein Effekt, der etwa ein bis zwei Tage anhält.

Ähnlich kurzfristig ist die Wirkung der Lichttherapie. Hier werden die Patienten über eine Woche lang morgens oder abends unter sehr helles Licht gesetzt (2500 Lux, zum Vergleich: eine Schreibtischlampe hat meist 100 Lux). Allerdings sprechen nur jene Menschen auf diese Art von Therapie an, bei denen eine sogenannte »Winterdepression« (Seasonal Affectiv Disorder, SAD) diagnostiziert worden ist. Da heißt, die Depression nimmt in den Wintermonaten zu, während im Sommer eine Besserung eintritt. Neuere Forschungsarbeiten legen jedoch den Verdacht nahe, daß es so etwas wie eine jahreszeitlich beeinflußte Depression überhaupt nicht gibt.[8] Amerikanische und britische Psychologen konnten in Untersuchungen einen derartigen Zusammenhang nicht feststellen. Sie halten SAD für eine Einbildung, einen Placeboeffekt: Den Patienten, die eine Licht- oder Schlafentzugstherapie bekommen, wird immer auch gesagt, daß ihre Depression durch einen gestörten inneren Rhythmus mitverursacht sein kann. Wenn sie nicht schlafen dürfen oder hellem Licht ausgesetzt werden, dann glauben sie, daß das auch etwas helfen muß – und fühlen sich kurzfristig besser.

So plausibel und spannend die biologische Depressionsforschung auch ist – bislang sind noch viele Fragen offen. Auch die Wissenschaftler Ernst Hunziker und Guerino Mazzola glauben, daß die Hirnforschung nur »Bruchstücke zum Verständnis des Phänomens Depression beitragen« kann.[9] Denn immer noch gibt es zu viele »Ungereimtheiten«. Spezielle Medikamente können zwar sofort zu einer Erhöhung der Transmitter führen, die antidepressive Wirkung setzt jedoch erst nach sieben bis 14 Tagen ein. Andere Medikamente, wie auch die Droge Kokain, die ebenfalls den Aminspiegel erhöhen, haben keinerlei antidepressive Wirkungen. Und schließlich gibt es einen »dritten bedenkenswerten Einwand«, wie Hunziker und Mazzola meinen: Die besten Antidepressiva, die den Neurotransmittermangel ausgleichen sollen, konnten die Selbstmordrate bislang nicht senken. Immerhin wird jeder zweite Selbstmord von einem Depressiven verübt.

Andere Forscher, wie zum Beispiel Professor Florian Holsboer, Direktor des Klinischen Instituts am Max Planck-Institut für Psychiatrie in München, beschäftigen sich mit der Rolle, die das *Hormonsystem* bei der Entstehung psychischer Erkrankungen spielt.[10]

Im menschlichen Körper gibt es mehr als 50 verschiedene Hormone mit ganz unterschiedlichen »Aufgaben«, und viele dieser Hormone kommen auch im Gehirn vor, wo sie Funktionen haben, die für das psychische Wohlbefinden von großer Bedeutung sind. Zwei Bereiche des Gehirns, der Hypothalamus und die Hypophyse, sind für die Hormonregulation in besonderer Weise verantwortlich. Beim gesunden Menschen funktioniert der Hormonhaushalt reibungslos, doch wenn nur ein Teil gestört wird, gerät das Hormon-Regelwerk aus dem Takt. Bei der Depression scheint ein besonderer Part dem Hormon Kortisol zuzukommen. Holsboers Forschungen zeigen, daß bei depressiven Patienten die Freisetzung des Streßhormons Kortisol über lange Zeit hinweg deutlich erhöht ist, und zwar ohne daß ein äußerer Anlaß zu erkennen wäre. Wenn die Depression abklingt, sinkt auch der Kortisolspiegel wieder. Für diese vermehrte Freisetzung des Kortisols sind, wie festgestellt werden konnte, bestimmte Eiweißkörper aus dem Zentralnervensystem verantwortlich, sogenannte Neuropeptide. In Tierversuchen mit Ratten haben die Wissenschaftler untersucht, welche Verhaltensänderung diese Neuropeptide bewirken können. Nach Injektion des Neuropeptides zeigten die Ratten tatsächlich depressionstypische Symptome: ihre Motorik verlangsamte sich, sie fraßen weniger oder gar nicht mehr, ihr Schlafverhalten war gestört. Ergebnisse, die durchaus auf den Menschen übertragbar sind, meint Florian Holsboer, denn auch bei gesunden Menschen konnten durch das Neuropeptid depressionstypische Phänomene hervorgerufen werden. Auch Befunde im Hirngewebe von Menschen, die wegen Depression Selbstmord verübt haben, unterstützen die Annahme, daß dieses Neuropeptid bei Depression vermehrt produziert wird.

Wie für die These vom Neurotransmittermangel gilt auch für das Streßhormon Kortisol: Es spielt eine Rolle bei der Entstehung von Depression, doch es kann nicht behauptet werden, daß es sie *verursacht*. Forscher wie Professor Florian Holsboer sind jedoch der festen Überzeugung, daß ohne eine genetische Belastung das Risiko, psychisch krank zu werden, sehr gering ist. Sie schließen nicht aus, daß auch Lebenskrisen oder andere äußere Einflüsse eine Rolle spielen, doch eben nur dann, wenn ein genetisches Risiko vorhanden ist. Wie anders wäre es zu erklären, fragen sie, daß nicht alle Menschen, die schwere Schicksalschläge erleiden, depressiv reagieren?

Die englischen Wissenschaftler Richard Petty und Tom Sensky verdeutlichen das Zusammenwirken der verschiedenen Faktoren an einem Bild: Wenn man einmal gelernt hat, Fahrrad zu fahren, dann ist es sehr leicht, die Balance zu halten. Selbst bei stürmischem Wind kommt man nicht aus dem Gleichgewicht. Doch wenn ein Reifen platzt oder die Straße naß ist, dann nützt das ganze Können nichts – man stürzt. Normalerweise ist unser Gehirn auch »ausbalanciert«, und selbst wenn ein wichtiger Teil nicht mehr richtig funktioniert (ob Hormonregulierung oder Neurotransmitter-Ausschüttung), kann das unter Umständen von den anderen Hirnregionen ausgeglichen werden. Doch kommt dann noch ein äußeres Ereignis hinzu (der »geplatzte Reifen«), dann besteht die Gefahr, daß das ganze System zusammenbricht und eine Depression entsteht.[11]

Offen bleibt aber auch an diesem Beispiel, *wodurch* die ursprüngliche Balance gestört worden ist. Können nicht auch äußere Faktoren erst einen biochemischen Vorgang auslösen? Der französische Psychoanalytiker Daniel Widlöcher hält dies für durchaus möglich. »Man kann durch Umweltmanipulation eine depressive Reaktion hervorrufen, die einen zerebralen Zustand mit ... biochemischen Erscheinungen nach sich zieht ... So darf man mit einigem Recht annehmen, daß Menschen, die von einem besonders schmerzlichen Trauerfall betroffen sind, einige Stunden lang die gleichen biochemischen Anomalien aufweisen, wie sie sich in schweren depressiven Zuständen beobachten lassen. Man muß also davon ausgehen, daß die Einflüsse zwischen psychosozialen Ereignissen und Gehirnzustand in beiden Richtungen wirken und daß der Gehirnzustand von der Reaktion auf diese Ereignisse bestimmt wird, umgekehrt aber auch die Reaktion festlegt. Der biologische Mangel kann nicht einseitig als primäre Ursache der Depression verstanden werden.«[12] Vielmehr sollte von einer Wechselwirkung zwischen psychosozialen Belastungen und neurophysiologischen Faktoren ausgegangen werden. Das bedeutet, so Widlöcher, daß man nicht alle Erklärungen der biologischen Forschung überlassen sollte.

Was auch durchaus nicht der Fall ist. So hat sich die psychologische Depressionsforschung intensiv mit der Entwicklungs- und Lebensgeschichte depressiver Menschen befaßt und interessante Theorien zur Entstehung von Depressionen entwickelt. Wird bei den *endogenen* Depressionen der Stellenwert psychischer Auslöser noch diskutiert, herrscht bei den sogenannten *psychoreaktiv-neurotischen* Depressionen Übereinstimmung darüber, daß sie durch lebensgeschichtliche Erfahrungen oder kritische Lebensereignisse (mit) ausgelöst sind. Manche Forscher und Therapeuten halten es inzwischen sogar für nicht mehr sinnvoll, bei der Depression zwischen »endogen« und »psychoreaktiv« zu unterscheiden. So zum Beispiel Martin E. P. Seligman: Für ihn sind die unipolaren Depressionen und die psychoreaktiv-neurotischen (die er die »normale Depression« nennt) ein und dasselbe. Die Unterschiede liegen seiner Ansicht nach nur in der Anzahl und der Stärke der Symptome.[13]

Psyche, Umwelt und Depression

Die *psychoreaktiv-neurotische* Depression gilt als die häufigste; ihr Anteil an den Gesamterkrankungen wird auf zirka 70 Prozent geschätzt. Und diese Depressionsform ist auch gemeint, wenn von der »Krankheit der Epoche« oder der erschreckenden Zunahme der Depressionen die Rede ist. Andere Bezeichnungen für diese dritte Variante sind »Erschöpfungsdepression«, »psychogene Depression«, »narzißtische Depression«. Ausgelöst kann sie werden durch ein einmaliges belastendes Ereignis (wie den Tod eines nahestehenden Menschen, Trennung, Arbeitsplatzverlust oder ähnliches), durch eine permanente Streßsituation (aufopfernde Pflege eines kranken Familienmitgliedes, Leben mit einem alkoholkranken Partner) oder durch bestimmte Erfahrungen, die man in der Kindheit machen mußte.

Unmittelbar einleuchtend erscheint die Annahme, daß *kritische Lebensereignisse* wie Scheidung, Unfälle, Tod eines nahestehenden Menschen zu Depressionen führen können. Eine ganze Forschungsrichtung, die Lebens-Ereignis-Forschung, hat sich mit dieser Thematik beschäftigt und immer wieder nachweisen können, daß einer depressiven Erkrankung häufig äußerst negative Erlebnisse vorausgehen.[14] Meistens handelt es sich dabei um Verlust- und Trennungserlebnisse, wobei Frauen und Männer unterschiedliche Lebenskrisen angeben. Bei Frauen sind es vor allem Liebeskonflikte, Eheprobleme, Untreue oder Alkoholismus des Partners sowie Vereinsamung, Isolierung, Entwurzelung und Scheidung. Bei Männern dagegen stehen als Auslöser an oberster Stelle die gefühlsmäßige Überforderung durch die Arbeit, ein schlechtes Arbeitsklima oder der Verlust des Arbeitsplatzes. In verschiedenen Studien konnte nachgewiesen werden, daß arbeitslose Männer, aber auch arbeitslose Jugendliche deutliche Depressionssymptome zeigen. Sie verhalten sich selbstschädigend, indem sie zu viel Alkohol oder andere Drogen konsumieren, sie leiden unter Schlafstörungen und Ängsten – Symptome, die sofort verschwinden, sobald der Betreffende Arbeit gefunden hat.[15]

Die erste wichtige Studie zum Thema Lebensereignisse wurde in den siebziger Jahren von den Londoner Wissenschaftlern George W. Brown und Tirril Harris durchgeführt.[16] Sie untersuchten etwa 100 Frauen, die an Depression erkrankt waren und verglichen sie mit einer Gruppe gesunder Frauen. Die meisten der depressiven Frauen berichteten von belastenden Erlebnissen, die sie einige Wochen vor der Erkrankung durchmachen mußten. Doch es war nicht das Ereignis an sich, das ihr Risiko erhöhte, wie die beiden Forscher feststellten, sondern es mußte eine gewisse »Verletzbarkeit« hinzukommen. Es erkrankten nach einem kritischen Lebensereignis vor allem jene Frauen, die keine tragfähige Partnerschaft hatten, drei oder mehr Kinder unter 14 Jahren versorgen mußten, nicht berufstätig waren und von ihrer Mutter vor ihrem elften Lebensjahr getrennt worden waren.

Nachfolgende Untersuchungen bestätigten dann immer wieder: Nicht das Lebensereignis an sich erhöht das Depressionsrisiko, sondern die Art, wie diese Ereignisse *bewertet* werden, und das Ausmaß der *sozialen Unterstützung*, die die Betroffenen in diesen Krisenzeiten erfahren.

Wer geringe Einflußmöglichkeiten hat und wenig Anerkennung und Zuneigung von seinen Mitmenschen bekommt, bewertet auch »Schicksalsschläge« negativer. »Wenn wir also wissen wollen, ob Ereignisse im Leben mit einer Erkrankung zusammenhängen, müssen wir herausfinden, wie die Menschen diese Erfahrungen einschätzen und wie sie damit fertig werden«, meint der Sozialwissenschaftler Blair Justice[17]. Wer zum Beispiel die Möglichkeit hat, mit anderen Menschen über seine Gefühle und Erfahrungen zu reden, verringert allein dadurch die Gefahr, psychisch zu erkranken.

Der amerikanischen Psychologe James Pennebaker hat mit einer Reihe von Studien diesen Zusammenhang belegt. Immer wieder konnte er feststellen, daß Menschen, die über lange Zeit hinweg über äußerst negative Belastungen nicht sprechen können, für psychische aber auch für körperliche Krankheiten anfälliger sind.[18] Und hier gibt es wiederum eine Verbindung zu den biochemischen Vorgängen im Körper: Die Art, wie wir kritische Lebensereignisse bewältigen, ob wir darüber sprechen können und Unterstützung bekommen, hat Auswirkungen darauf, wie stark die biochemischen Veränderungen im Körper sind. Wenn wir von einem Ereignis nicht völlig in unseren Grundfesten erschüttert und damit allein gelassen werden, dann sind auch die körperlichen Reaktionen – also vor allem die Veränderungen in den Neurotransmittern – nicht so drastisch, daß sie uns gefährlich werden könnten. »Wenn Menschen nur wenig über ihr Leben bestimmen können, oder wenn die Umstände ihren Grundbedürfnissen nach Liebe und Bindung entgegenstehen, sind sie anfälliger für Krankheiten. Weil sie geringere Einflußmöglichkeiten haben und weniger Unterstützung erfahren, bewerten sie die Ereignisse in ihrem Leben negativer. Langfristig werden das sympathische System des Nebennierenmarks und Hypothalamus, Hypophyse und Nebennierenrinde stärker gereizt«, schreibt Blaire Justice[19]. Und diese »Reizung« hat wiederum einen Einfluß auf die Hormonregulierung.

Hier wird bereits deutlich, daß nicht die biochemischen Veränderungen in der Folge einer Depression als alleinige Ursache betrachtet werden können, sondern daß Wechselwirkungen zwischen vielen Faktoren bestehen.

Neben der sozialen Unterstützung ist noch ein weiterer Faktor von Einfluß, wenn es darum geht, wie bestimmte Ereignisse bewertet werden und ob sie zu einer depressiven Erkrankung führen können: Hilflosigkeit und das Gefühl, keine Kontrolle über das eigene Leben zu haben. Die Theorie von der »erlernten Hilflosigkeit« geht auf den Psychologen Martin E. P. Seligman zurück, der sie ausgehend von Tierversuchen entwickelt hat.[20] In diesen Experimenten wurden Hunde mit leicht schmerzhaften Elektroschocks traktiert und gleichzeitig daran gehindert, diesen negativen Reizen auszuweichen. In nachfolgenden Versuchen gab man ihnen die Möglichkeit, den Schocks zu entkommen – doch die Tiere verharrten wie in den vorhergehenden Versuchsdurchgängen in der für sie unangenehmen Situation. Sie hatten ihre Erfahrung aus den ersten Versuchen verallgemeinert und gelernt, daß sie nicht ausweichen konnten. Seligman hat diese Beobachtung auf den Menschen übertragen und in einer Reihe von Studien bestätigen können. Danach reagieren Menschen dann hilflos, wenn sie keine Kontrolle über ein negatives Ereignis ausüben können.

Wenn sie häufiger diese Erfahrung machen müssen, verhalten sie sich ganz automatisch in allen Situationen, in denen sie glauben, keinen Einfluß zu haben, in gleicher, hilfloser Weise. Dabei sehen sie gar nicht mehr, ob die Situation nicht doch zu kontrollieren wäre. Seligman konnte nachweisen, daß diese Hilflosigkeit, die er bei Tieren und Menschen beobachten konnte, durchaus mit der Depression zu vergleichen ist. Seine Versuchspersonen zeigten all jene Symptome, die – laut DSM-III (das ist die Diagnostikbibel der Psychiater) – typisch für die Depression sind[21]:

1. *Menschen, die man unkontrollierbarem Lärm ausgesetzt oder vor unlösbare Aufgaben gestellt hatte, berichteten, daß sie in* depressive Stimmung *geraten waren.*
2. *Tiere, die unvermeidliche Schocks erhalten hatten,* verloren das Interesse an ihren üblichen Aktivitäten.
3. *Tiere, die unvermeidliche Schocks erhalten hatten,* verloren den Appetit.
4. *Hilflose Tiere litten an* Schlaflosigkeit *und erwachten sehr früh, wie das auch bei deprimierten Menschen der Fall ist.*
5. *und 6. Hilflose Menschen und Tiere hatten* verlangsamte psychomotorische Reaktionen und verloren ihre Energie.
7. *Hilflose Menschen begründeten ihre Mißerfolge beim Problemlösen mit einem* Mangel an Begabung und mit Wertlosigkeit.
8. *Hilflose Menschen und Tiere* dachten nicht sehr klar *und waren* unaufmerksam.

Was Martin Seligman ausschließlich im Experiment beobachten konnte, hat der amerikanische Psychiater und Psychoanalytiker Aaron T. Beck in seiner therapeutischen Arbeit mit depressiven Menschen bestätigt. Ihm fiel auf, daß diese Patienten die Tendenz haben, Ereignisse in ihrem Leben global und undifferenziert zu beurteilen, und zwar immer negativ und zu ihrem Nachteil. Während nichtdepressive Menschen »immer noch das Interesse am Leben bewahren und andere nicht-traumatische Aspekte des Lebens realistisch einschätzen ... verengt sich das Denken des Menschen, der zur Depression neigt, deutlich, und er entwickelt negative Vorstellungen von allen Aspekten seines Lebens«, schreibt Beck[22]. Kennzeichen der besonderen kognitiven Struktur Depressiver sind:

- Alle Erfahrungen werden negativ beurteilt, selbst dann, wenn sie objektiv positiv sind.
- Ein negatives Selbstbild: Typische Denkmuster sind »Nichts gelingt mir«, »Ich tauge nichts«, »Ich bin ein Versager«. Gelingt dann doch einmal etwas, wird der Erfolg nicht dem eigenen Können, sondern dem »Glück« oder »Zufall« zugeschrieben. Negative Erfahrungen schreiben sich Depressive immer

selbst zu, positive Erfahrungen schreiben sie anderen Menschen oder den Umständen zu.

– Negative Zukunftserwartungen: Ein depressiver Mensch kann sich nicht vorstellen, daß einmal auch »bessere Zeiten« kommen könnten. Für alles, was er tun wird, erwartet er bereits von vornherein einen Mißerfolg.

Kein Wunder, daß er in seinen Handlungen gehemmt ist und in Lethargie und Apathie verfällt. Das Gefühl »doch nichts beeinflussen zu können« führt zu der Einstellung: »Am besten ich tue gar nichts, denn es hat ja doch keinen Sinn.«

Die kognitive Theorie der Depression geht davon aus, daß diese Denkstrukturen sich durch frühe Erfahrungen gebildet haben, die zu »Denkschemata« werden. Diese Schemata verändern sich normalerweise mit dem Alter und der Lebenserfahrung, so daß die »primitiveren« Schemata der Kindheit durch reifere Denkstrukturen abgelöst werden. Nach Aaron Becks Theorie werden diese Kindheits-Denkmuster aber niemals ganz vergessen, und so kann es passieren, daß sie durch belastende Lebenserfahrungen wieder aktiviert werden.

Zum Beispiel kann ein Mensch auf eine Trennung mit schweren Depressionen reagieren, weil er als Kind von Vater oder Mutter verlassen worden ist und das aktuelle Verlassenwerden damit in Zusammenhang bringt. Sein Denkschema »Alle verlassen mich, ich bin ganz allein auf der Welt« wird durch die Trennung vom Partner wieder in Erinnerung gerufen.

Das »falsche Selbst«

Aber nicht nur die früh in der Kindheit erworbenen *Denk*schemata können im späteren Leben eine neurotische Depression auslösen. Die Art und Weise, wie ein kleines Kind die nahe Umwelt erlebt, wie es erzogen wird, spielt eine wesentliche Rolle dabei, ob es später als Erwachsener selbstbewußt und frei von Depressionen leben kann. Erfährt es bedingungslose Liebe und Zuwendung, lernt es, anderen zu vertrauen, dann ist das die Basis, auf der es sich zu einem psychisch stabilen Menschen entwickeln kann. Leider sind viele Eltern nicht in der Lage, ihrem Kind diese positive Erziehungsatmosphäre zu schaffen. Oft mit eigenen Problemen zu sehr beschäftigt, haben sie keine Kraft, um die lebensnotwendigen Bedürfnisse ihres Kleinkindes zu erfüllen. Und nicht selten betrachten sie ihren Nachwuchs als Besitz, als eine Erweiterung ihrer selbst, der dazu da ist, die Bedürfnisse der Eltern zu befriedigen. Erziehung dient diesen Eltern dazu, das Kind an ihre Vorstellungen anzupassen. Die Bedürfnisse des Kindes, die in der Fachsprache »narzißtisch« genannt werden, bleiben auf der Strecke: Es erfährt keine Achtung, kein Verständnis, keine bedingungslose Zuwendung. Statt dessen lernt es sehr früh zu erkennen, was Mutter oder Vater von ihm erwarten: Wenn es ein angepaßtes, braves Kind ist, ständig verfügbar und einfühlsam, dann muß es keine Angst haben, verlassen zu werden. Gefühle wie Wut oder Aggression sind dagegen viel zu gefährlich, sie könnten dazu führen, plötzlich ganz allein gelassen zu werden. Eine folgenschwere Reaktion, wie Alice Miller, die sich nicht mehr als Psychoanalytikerin bezeichnet, schreibt:

Man kann in den ersten zwei Jahren unendlich viel mit dem Kind machen, es biegen, über es verfügen, ihm gute Gewohnheiten beibringen, es züchtigen und strafen, ohne daß dem Erzieher etwas passiert, ohne daß das Kind sich rächt. Das Kind wird nur dann das ihm zugefügte Unrecht ohne schwerwiegende Folgen überwinden, wenn es sich wehren, d. h. wenn es seinen Schmerz und Zorn artikulieren darf. Ist es ihm aber verwehrt, in seiner Weise zu reagieren, weil die Eltern seine Reaktionen (den Schrei, die Trauer, die Wut) nicht ertragen können und sie ihm mit Hilfe von Blicken oder anderen Erziehungsmaßnahmen verbieten, dann wird das Kind lernen, stumm zu sein ... Mußten adäquate Reaktionen auf erlittene Kränkungen, Demütigungen und Vergewaltigungen im weitesten Sinn ausbleiben, dann können diese Erlebnisse nicht in die Persönlichkeit integriert werden, die Gefühle bleiben unterdrückt, und das Bedürfnis, sie zu artikulieren, bleibt ungestillt, ohne Hoffnung auf Erfüllung. Es ist diese Hoffnungslosigkeit, . . . *die die meisten Menschen in schwere seelische Not bringt.*[23]

Ein Kind, das gelernt hat, eigene Gefühle zu verleugnen, kann kein gesundes Selbstwertgefühl entwickeln. Denn dazu muß es in der Gewißheit aufwachsen können: »Ich bin wer«, Vertrauen in die eigenen körperlichen und geistigen Kräfte gewinnen und überzeugt sein, daß es von anderen Menschen vorbehaltlos geliebt wird. Die Erkenntnis, daß dies nicht der Fall ist, ist sehr schmerzhaft, und um diesen Schmerz nicht ständig spüren zu müssen, verdrängt es die eigenen Bedürfnisse. Kinderpsychologen und -psychiater konnten diesen Prozeß bereits bei Kleinkindern im Alter zwischen sechs Monaten und drei Jahren beobachten. So zum Beispiel John Bowlby, der bei kleinen Kindern, die von ihrer Mutter getrennt wurden, drei typische Phasen beschrieb. In der ersten Phase protestieren die Kinder, in der zweiten steigert sich der Protest zur Verzweiflung – die Kinder schreien, weinen und lehnen jeden Kontakt zu anderen Menschen ab –, und in der dritten Phase werden sie plötzlich ganz ruhig. Apathisch und gleichgültig scheinen sich die Kinder nun mit ihrer Situation abgefunden zu haben. Weil dieses Verhalten Ähnlichkeit mit der Depression eines Erwachsenen hat, nannte René Spitz dieses Phänomen »anaklitische Depression«.[24]

Nicht alle Kinder reagieren auf Trennung mit einer derartigen Apathie – wichtig sind die Umstände der Trennung und die Zuwendung, die ein Kind in der Zeit der Trennung von anderen Menschen bekommt.

Reagieren kleine Kinder bereits in kürzester Zeit auf eine Trennung mit Rückzug und scheinbarer Gleichgültigkeit, was geht dann in einem Menschen vor, der über seine ganze Kindheit hinweg mit der Drohung leben muß, daß er – wenn er nicht ein »braves Kind« ist – die Liebe und Zuwendung der Eltern verliert? Auch er zieht sich zurück, auch er zeigt eine Fassade der Gleichgültigkeit und Ausgeglichenheit. Er legt sich ein »falsches Selbst« zu, wie der Analytiker D. W. Winnicott es nannte.[25] Das falsche Selbst tut, was von ihm verlangt wird, hat keine eigenen Bedürfnisse und Wünsche – und weiß auch gar nicht mehr, daß es jemals welche gehabt hat. Der Preis für diese Fassade ist hoch: Gefühle der Leere, Sinnlosigkeit, Heimatlosigkeit – und schließlich die Depression sind die Folge. Denn im Innersten weiß der Erwachsene, der immer ein »braves Kind« war, daß nicht er – sein richtiges Selbst – geliebt worden ist und wird, sondern das, was er vorgibt zu sein. Er kann noch so erfolgreich und stark nach außen hin wirken, er kann sich noch so sehr für andere aufopfern, das positive Bild, das er der Umwelt präsentiert, stimmt nicht mit seinen wirklichen Gefühlen überein, die – zwar verdrängt – im Unterbewußten doch sehr lebendig bleiben.

Ein tragisches Beispiel für ein Leben mit dem »falschen Selbst« ist das Schicksal der Schriftstellerin Sylvia Plath, die sich mit 30 Jahren das Leben nahm. Bis kurz vor ihrem Selbstmord schrieb sie muntere Briefe an ihre Mutter, und auch in ihrem letzten Brief verbreitet sie trotz aller Belastung Optimismus. Keiner, vor allem nicht ihre Mutter, sollte merken, daß sie am Ende war. Wie Alice Miller aufzeigt, wäre es für Sylvia Plath unmöglich gewesen, gerade ihrer Mutter ihre Verzweiflung und Wut mitzuteilen. Denn wie so viele Depressive hatte auch Sylvia Plath verinnerlicht, daß die wahren Gefühle die Eltern verletzen und deshalb nicht gezeigt werden dürfen.

Der Erwachsene darf mit Gott, mit dem Schicksal, mit den Behörden, mit der Gesellschaft hadern, wenn man ihn betrügt, übergeht, ungerecht bestraft, überfordert, anlügt, aber das Kind darf mit seinen Göttern, den Eltern und Erziehern, nicht hadern. Es darf seine Frustrationen auf keinen Fall zum Ausdruck bringen, muß die Gefühlsreaktionen verdrängen oder verleugnen, die in ihm bis ins erwachsene Alter wuchern, um dort eine bereits transformierte Abfuhr zu erfahren. Die Formen dieser Abfuhr reichen von der Verfolgung der eigenen Kinder mit Hilfe der Erziehung über alle möglichen Grade psychischer Erkrankungen, über Sucht, Kriminalität bis zum Selbstmord.[26]

Sylvia Plath hat Selbstmord begangen, weil niemand da war, der sie so wollte, wie sie wirklich war, niemand, dem sie ihre wahren Gefühle hätte offenbaren können.

Mit Hilfe der verschiedensten Strategien gelingt es neurotisch Depressiven oftmals über lange Zeit hinweg, ihre Depression in Schach zu halten. Manchmal sind sie sich ihrer auch gar nicht bewußt. Doch auf Dauer ist die Fassade nicht aufrechtzuerhalten: Es müssen nicht immer schwere Schicksalschläge sein, die die Depression voll ausbrechen lassen; manchmal sind es Krankheiten, kleine Kränkungen oder Alltagsschwierigkeiten, die das Faß zum Überlaufen bringen. Irgendwann ist der Kraftaufwand zu groß, um das »falsche Selbst« hinter einer Fassade von Lebenstüchtigkeit noch länger verstecken zu können.

Die Geschichte der 45jährigen Elisabeth Heinrich zeigt sehr eindrucksvoll, wie lange ein Mensch scheinbar gesund leben kann, bis eines Tages das ganze System zusammenbricht:

Bis zu jenem Donnerstag vor zwei Jahren verlief mein Leben ganz normal und bürgerlich. Mein Mann und ich hatten uns gemeinsam etwas aufgebaut, wie man so schön sagt. Wir hatten unter großen Entbehrungen ein Reihenhaus zusammengespart, zwei Kinder in die Welt gesetzt, die inzwischen fast schon erwachsen sind. Ich war der Motor des Ganzen. Ohne mich lief nichts. Wenn ich mich um nichts kümmerte, so glaubte ich, klappte nichts. Ich hielt mich für unentbehrlich und ich machte mich unentbehrlich. Sie sollten mich alle lieben. So ging das Jahrzehnte. Und es ging gut, bis zu diesem verdammten Donnerstag.

An diesem Tag fand sie einen Brief, der an ihren 19jährigen Sohn adressiert war. Es war ein Liebesbrief – geschrieben von einem Mann. Mein Sohn, so wurde ihr schlagartig bewußt, ist homosexuell.

Welche Schande, welch ein Versagen. Ich fühlte mich sofort schuldig, ich wußte, ich hatte etwas falsch gemacht. Von nun an war nichts mehr wie vorher. Zunächst dachte ich, es ist der Schock, du mußt damit fertig werden. Doch mein Zustand verschlechterte sich immer mehr. Anfangs weinte ich noch sehr oft, doch dann hatte ich irgendwann keine Tränen mehr. Es hörte eigentlich alles auf: Ich vernachlässigte meinen Haushalt, ich vernachlässigte mich. So einfache Verrichtungen wie Haare waschen oder Einkaufen wurden zu unüberwindbaren Hürden. Ich erinnere mich an einen Versuch, zum Bäcker um die Ecke zum Einkaufen zu gehen. Auf halbem Wege mußte ich umkehren, denn meine Beine trugen mich nicht mehr. Mein Schlafzimmer wurde mein Refugium. Die Jalousien heruntergelassen, den Blick starr auf die Decke gerichtet, so konnte ich Stunden um Stunden verbringen.

Elisabeth Heinrichs Fall zeigt sehr deutlich den Unterschied zwischen einer normalen Trauerreaktion auf ein Ereignis und der Depression. Für Eltern ist es wohl immer ein Schock, wenn sie erfahren, daß sich ein Kind nicht nach ihren Vorstellungen entwickelt. Homosexualität gilt auch in unserer Gesellschaft leider oft immer noch als unakzeptable Abweichung von der Norm und löst bei Eltern daher verständlicherweise die extremsten Reaktionen aus. Doch Elisabeth Heinrich kann dieses Erlebnis nicht verarbeiten, sie wird depressiv. Die Erkenntnis »Mein Sohn ist homosexuell« bringt ihr sorgsam aufgebautes Kartenhaus zum Einsturz. Sie, die sich immer bemühte, alles richtig zu machen, fühlt sich nun als Versagerin.

In Wirklichkeit hat dieser »Schicksalsschlag«, wie sie es nennt, ihr deutlich gemacht, auf welch tönernen Füßen ihre so mühsam erarbeitete Idylle stand.

Manche Menschen kommen durchs Leben, ohne daß ihre Fassade mehr als nur feine Risse bekommt. Sie verspüren möglicherweise eine Grundstimmung, die ihr Leben in Grautöne taucht; aber sie müssen nie die Erfahrung machen, daß ihnen der Boden unter den Füßen weggezogen wird. Doch die meisten Menschen, die sich bereits als kleines Kind gezwungen sahen, der Welt ein »falsches Selbst« zu präsentieren, geraten irgendwann einmal an die Grenzen ihrer Kraft.

Wie dieses Kapitel zeigt, ist Depression nicht gleich Depression. Eine depressive Erkrankung kann sehr unterschiedliche Ausprägungen und Verläufe haben, sie kann eine einmalige Erfahrung sein oder zum Lebensbegleiter werden. Es ist also sehr schwierig, eine eindeutige Antwort auf die Frage »Was ist Depression, wodurch wird sie verursacht?« zu geben. Ist sie auf einen Mangel an bestimmten Neurotransmittern zurückzuführen? Ist sie eine Hormonstörung? Ist sie vererbt oder eine Reaktion auf kritische Lebensereignisse und Streß? Oder ist sie das Ergebnis unzureichender Zuwendung und Erziehung? Alles kann zutreffen – und nicht alle Faktoren müssen bei einer individuellen Erkrankung auch nachzuweisen sein. Vor allem ist eine wichtige Frage noch längst nicht geklärt und kann vielleicht auch überhaupt nicht geklärt werden: Sind die beobachtbaren und meßbaren Veränderungen in der Biochemie des Gehirns und im Hormonhaushalt von Depressiven *Ursache* oder *Folge* der Depression? Ist vielleicht die Kindheitsgeschichte der Schlüssel zum Verständnis dieser Krankheit? Oder sind jene Forscher auf dem richtigen Weg, die die Lebenssituation und die soziale Unterstützung für ausschlaggebend dafür halten, wie Menschen mit den Nackenschlägen des Schicksals fertig werden?

Möglicherweise ist die Depression eine Art Puzzle: Man bekommt erst dann einen Gesamteindruck, wenn man so viele Einzelteile wie nur möglich richtig zusammensetzt. Die Praktiker, also jene, die depressive Menschen behandeln, haben dies längst erkannt: Sie fragen nicht mehr nach *der* Ursache der Depression, sondern integrieren die vorhandenen Erkenntnisse zu einem Behandlungskonzept, das den Bedürfnissen der Betroffenen gerecht werden soll. Sie kombinieren, wenn angebracht, Pharmakotherapie mit Psycho- und Soziotherapie und hüten sich davor, einen Teil aus dem großen Depressions-Puzzle zu favorisieren. Denn sie sind sich im klaren darüber, daß das Rätsel dieser psychischen Krankheit noch längst nicht gelöst ist.

TEIL II:

Depression – Gibt es überhaupt Hilfe?

»Nie wieder depressiv« oder: Wann ist eine Therapie erfolgreich?

Manche Menschen werden nur einmal in ihrem Leben depressiv, andere erleben die Depression als eine Art Grundgefühl, das einmal schwächer, einmal stärker ausgeprägt ist, und wieder andere werden in mehr oder weniger regelmäßigen Abständen von depressiven (oder auch manischen) Phasen heimgesucht. Allen ist wohl gemeinsam, daß sie sich ein Leben ohne diese Erfahrung wünschen und alles darum geben würden, niemals wieder in die Depression zu verfallen, gesund zu werden und auch zu bleiben. Diese Hoffnung ist für manche Erkrankte nicht unbegründet. Wer an einer psychoreaktiv-neurotischen Depression leidet und die richtige Behandlung erhält, kann unter Umständen ein beschwerdefreies Leben führen. Doch viele Betroffene – und vor allem die endogen Erkrankten – müssen die Depression als Bestandteil ihres Lebens anerkennen. Das klingt hart und entmutigend, ist es aber nicht, wenn man unsere Vorstellungen von »Gesundheit« und »Krankheit« hinterfragt. Gesundheit, so glauben wir, ist ein völlig beschwerdefreier Zustand – und sogar die Weltgesundheitsorganisation bestärkt uns in diesem Glauben. Für sie ist Gesundheit ein »Zustand vollkommenen, psychischen und sozialen Wohlbefindens«[1]. Ein hoher Anspruch, der zugleich suggeriert, daß bei fehlender Gesundheit »etwas getan« werden muß und mit Hilfe von Ärzten, Therapeuten und Medikamenten auch getan werden kann. Unser Medizinsystem spart nicht mit einschlägigen, verführerischen Botschaften: Schmerzen müssen nicht ausgehalten werden, Krankheit ist »heilbar«. Und so gehen wir bei jedem Unwohlsein zum Arzt, und in den meisten Fällen kommen wir aus seiner Sprechstunde mit einem Rezept heraus.

Als völlig abwegig erscheint da der Gedanke, daß es vollkommene, perfekte Gesundheit gar nicht geben kann, daß Krankheit in gewisser Weise zu unserem Leben gehören muß. Ein Gedanke, den unter anderen auch der Mediziner Andrew Weil vertritt.[2] Er hält »vollkommene Gesundheit in unserer relativen Welt (für) ausgeschlossen«; vielmehr, so meint er, bewegen wir uns ständig auf einem Kontinuum zwischen »relativer Krankheit« und »relativer Gesundheit«. Wer von sich behauptet, niemals krank gewesen zu sein, irrt sich. »Manche bemerken es nicht, bezeichnen es nicht als Krankheit oder lassen davon nicht ihren Tagesablauf beeinflussen, und vielleicht ist das eine gute Art, mit solchen Veränderungen umzugehen«, meint Weil.

Den meisten von uns geht diese »gute Art« jedoch ab; wir beobachten unsere körperliche und psychische Verfassung ständig und eilen sofort zu Experten, wenn uns etwas nicht in Ordnung erscheint. Wie unseren Wagen bringen wir unseren Körper »zur Reparatur« und hoffen, daß nach der »Wartung« wieder alles in Ordnung ist. So sprechen wir von »Heilung«, wo nur »behandelt« wird, und neigen dazu, die ärztlichen und psychotherapeutischen Experten als »Versager« anzusehen, wenn die erwarteten Wirkungen ausbleiben. Ist diese Haltung bei körperlichen Krankheiten schon gefährlich, bei psychischen Störungen, wie der Depression, hat sie fatale Auswirkungen. Während chronische Schmerzen, eine langanhaltende Bronchitis, Bluthochdruck oder ähnliche Krankheiten noch einigermaßen toleriert werden und sich zum Beispiel Diabetiker damit abfinden, ständig auf Insulin und eine entsprechende Diät angewiesen zu sein, wird bei psychischen Problemen vollständige »Heilung« erwartet. Das Ziel »nie wieder depressiv« verstellt den Blick auf die Möglichkeiten, die jeder einzelne hat, um *trotz* seiner Depression ein erfülltes Leben führen zu können.

Damit dies gelingen kann, müssen Depressive zunächst akzeptieren, daß die Depressivität ein Teil von ihnen ist, daß sie diese Erfahrung nie wieder aus ihrem Leben tilgen können und daß sie damit rechnen müssen, immer wieder depressive Phasen bewältigen zu müssen. »Akzeptieren zu müssen, daß ich wieder erkranken kann, das war schon schimm für mich«, erzählt die

45jährige Geschäftsfrau Liane Lindner, die bereits zweimal stationär behandelt werden mußte. Das erste Mal kam sie unfreiwillig, ihr Hausarzt war am Ende seines Mediziner-Lateins und wies sie in die Klinik ein. Das zweite Mal kam sie freiwillig in die Klinik, denn sie wußte: Hier bekomme ich Hilfe. Dennoch hat sie sich noch nicht ganz damit abgefunden, mit der Gefahr einer neuerlichen Erkrankung leben zu müssen und vielleicht ihr Leben lang auf Medikamente angewiesen zu sein. »Es ist natürlich mein Traum, eines Tages ohne auszukommen. Diesen Traum gebe ich auch nicht auf. Momentan jedoch muß ich akzeptieren, daß es so ist, und inzwischen gibt es mir auch etwas Sicherheit. Ich weiß, so schlimm, wie es einmal war, kann es mit mir nicht mehr werden. Wenn es mir mal wieder schlechter gehen sollte, dann bin ich nicht alleine. Ich weiß jetzt, wo ich Hilfe finde und was ich gegen meine Depression tun kann.«

Was unterscheidet diese Frau von einem Bluthochdruck-Kranken? Wie dieser muß sie mit ihrer Krankheit leben, wie dieser benötigt sie medikamentöse Unterstützung (was nicht bei jeder depressiven Erkrankung der Fall sein muß), und wie dieser muß sie akzeptieren, daß mal wieder ein »Zusammenbruch« kommen kann.

Der Unterschied liegt allein in unserer Haltung einer psychischen Krankheit gegenüber, die im Vergleich zu einer körperlichen Erkrankung als sehr viel angstmachender erlebt wird. (Wobei immer noch übersehen wird, daß auch fast jede körperli che Erkrankung eine psychische Komponente hat.)

Für Depressionen wie für jede andere Krankheit gilt, was bereits Sigmund Freud formuliert hat: Ziel einer jeden Therapie ist nicht die vollständige Heilung, sondern als »gesund« gilt ein Mensch dann, wenn er liebes- und arbeitsfähig ist. Und das ist er, wenn er relativ beschwerdefrei leben kann, wenn er seine jeweilige Lebenssituation mit ihren oft unveränderbaren Belastungen bewältigt und wenn er eine positive Haltung sich selbst gegenüber – und damit auch der Depression gegenüber – entwickeln kann.

Auf diesem Hintergrund sollen nun die verschiedenen Behandlungsansätze, die sich bei depressiven Störungen bewährt haben, vorgestellt werden. Es sei an dieser Stelle noch einmal in Erinnerung gerufen, daß über die *Ursache* der Depression noch längst keine Klarheit besteht und daß es unterschiedlich schwere Ausprägungen dieser Krankheit gibt. Wenig sinnvoll wäre daher eine Diskussion um die *allein richtige* Behandlungsmethode oder die Abwertung einer Therapie als unwirksam oder sogar schädlich. Leider geschieht dies manchmal in Auseinandersetzungen zwischen Medizinern und Psychologen, die mit Kritik aneinander nicht sparen und sich jeweils als besonders kompetent für die Behandlung psychischer Störungen empfehlen. Die Frage aber, was bei Depressionen wirklich hilft – Psychotherapie oder Psychopharmaka –, ist falsch gestellt. Wer von dieser Krankheit wirklich etwas versteht, wird sich auf diese Auseinandersetzung gar nicht mehr einlassen. Da das Wissen um psychische Störungen noch so gering ist, mahnt der Arzt und Psychologe Rolf Meermann, Ärztlicher Direktor der Psychosomatischen Klinik Bad Pyrmont, zu »Demut und Bescheidenheit«. »Wir müssen heute mit Demut sagen, daß wir über seelische Erkrankungen ganz wenig wissen. Wir tun sehr gut daran, wenn wir alle seriösen Forschungsergebnisse sehr ernst nehmen und uns bemühen, diese kleinen Puzzlebausteine zusammenzubringen.«[3] Zum Wohle des Patienten muß seiner Ansicht nach alles vorhandene Wissen in die Waagschale geworfen werden.

Und man weiß inzwischen, daß beide Therapieformen – medikamentöse und psychotherapeutische Behandlung – ihren Stellenwert haben. Je nach Depressionsform werden die Schwerpunkte unterschiedlich gesetzt, manchmal ist eine psychotherapeutische Behandlung oder sind auch alternative Heilverfahren hilfreich, meist jedoch erscheint eine Kombination Medikament plus Therapie sinnvoll.

Ausschlaggebend ist dabei wiederum die Art der Erkrankung, also ob eine schwerere Depression (zum Beispiel mit manisch-depressiven Phasen) vorliegt oder eine sogenannte neurotische Depression. In Therapiestudien wurde die Wirksamkeit eines antidepressiven Medikamentes (Imipramin) mit der Wirksamkeit von Psychotherapie verglichen. Bei den weniger schwer Depressiven hatten Medikament wie Psychotherapie ähnliche Wirkung; deutlich mehr Wirkung zeigte jedoch das Medikament bei den schwer Depressiven. Am besten fühlten sich jedoch jene Patienten, die sowohl medikamentös als auch psychotherapeutisch versorgt worden waren.[4]

»Psychopharmaka sind Teufelszeug« oder: Wann es ohne Medikamente nicht mehr geht

Manchen Menschen fällt es schwer, die Notwendigkeit einer medikamentösen Therapie für sich zu akzeptieren, was nicht zuletzt am schlechten Ruf der Psychopharmaka liegt. Und an dem wiederum sind Pharmaindustrie und Ärzteschaft nicht unschuldig. Allzu undifferenziert und euphorisch wurde von den einen für ihre Produkte geworben, und allzu unkritisch wurden diese von den anderen verschrieben. Gerade Tranquilizer und Antidepressiva dürfen erst nach gründlicher Diagnose und dann nur in der richtigen Dosierung verabreicht werden. Die niedergelassenen Ärzte sind damit meist überfordert. Sie greifen – ob aus Uninformiertheit oder Zeitmangel sei dahingestellt – zu hochpotenten Medikamenten und lassen die Patienten mit den doch erheblichen Nebenwirkungen – wie zum Beispiel der Suchtgefahr – allein.

Am häufigsten verschrieben werden *Tranquilizer.* Wie Dr. Gerd Glaeske vom Pharmakologischen Beratungsdienst der AOK Mettmann errechnet hat, »entfielen 1986 von 34 Millionen Psychopharmakaverordnungen mehr als die Hälfte, nämlich rund 18 Millionen, auf Beruhigungsmittel wie Lexotanil, Adumbran, Tavor, Tranxilium oder Valium ... Zwei Drittel dieser Dosierungen gehen an Frauen.«[1] Diese Beruhigungsmittel gehören zu der Gruppe der sogannten Benzodiazepine, deren abhängig machende Wirkung inzwischen erwiesen ist.

Die amerikanische Fernsehjournalistin Barbara Gordon hat in ihrem Buch »Ich tanze so schnell ich kann« mit beklemmender Eindringlichkeit geschildert, wie sie durch die zunächst harmlos erscheinende Pille »Valium« zunehmend in Abhängigkeit und schließlich in eine lebensbedrohende Depression geriet. Zehn Jahre lang ging sie bereits zu ihrem Psychiater, zehn Jahre lang schluckte sie Valium: »Es war zur Gewohnheit geworden, wie Zähneputzen, zu einem Routine-Gang – wie bei den meisten meiner Bekannten. Er gab mir Valium, und ich schluckte es wie Bonbons. Weshalb wurde also die Angst immer schlimmer? Ich muß mit ihm reden, muß mir mehr Tabletten besorgen, muß etwas tun.« Mit ihrer Geschichte, die – wie sie erkannte, kein Einzelfall ist –, will sie warnen vor der »ärztlichen Inkompetenz«:

Die Zahl der Menschen, denen von ihren Internisten, Gynäkologen und Zahnärzten – von ihren Psychiatern ganz zu schweigen – große Dosen von Tranquilizern verordnet werden, ist ungeheuerlich. Und diese sind eben nicht bloß Medikamente, sondern Drogen, die ein Ertauben der Gefühle bewirken können. Ihr plötzlicher Entzug kann Psychosen auslösen und in gewissen Fällen zum Tod führen.[2]

Anfang der achtziger Jahre begann sich dann endlich auch in der Bundesrepublik die Erkenntnis durchzusetzen, daß Tranquilizer, über einen längeren Zeitraum eingenommen, zu Medikamentensucht führen. Die niedergelassenen Ärzte reagierten und verschrieben – wiederum unterstützt durch einschlägige Werbung der Pharmafirmen – zunehmend *Neuroleptika* und *Antidepressiva*. Neuroleptika sind hilfreiche Medikamente bei der Behandlung von Psychosen und Schizophrenien, und Antidepressiva sind »richtig eingesetzt, unverzichtbare Arzneimittel« (Glaeske) bei der Behandlung der endogenen Depression oder von Panikattacken. Durch ihre massenhafte Verschreibung an Menschen, die mit sehr viel leichteren Symptomen den Arzt aufsuchen (wie etwa Schlafstörungen, allgemeines Unwohlsein, Müdigkeit), sind sie jedoch in Verruf geraten. Und das zu Recht, denn ihre Nebenwirkungen sind nicht gerade harmlos. Sie reichen von niedrigem Blutdruck, Schwindelgefühlen, Herzrhythmusstörungen, trockenem Mund bis zu Desorientierung, Muskelzittern und sogenannten Dyskinesien (Grimassieren, Kiefersperre, Verlust der Mimik).

Diese Nebenwirkungen machen einen verantwortungsvollen Umgang mit diesen Medikamenten unabdingbar. Daß das in der alltäglichen Praxis immer noch nicht der Fall ist, daß niedergelassene Ärzte – nicht alle, und unter den jüngeren gibt es inzwischen ein sehr viel größeres Problembewußtsein als früher – noch zu sorglos zum Rezeptblock greifen, zeigt die hohe Zahl der Verordnungen. Nach einer Meldung des Bundesgesundheitsamtes stieg der Verbrauch von Antidepressiva in den Jahren zwischen 1986 und 1989 in der Altersgruppe der 25- bis 39jährigen sogar drastisch an, bei älteren Menschen ist er gleich geblieben. Und auch Tranquilizer aus der Gruppe der Benzodiazepine werden nur geringfügig weniger verschrieben, wenn man die Zahlen von 1986 mit denen von 1989 vergleicht.[3]

Das ist also die eine, die negative Seite der Medaille: Viele Menschen, deren Symptome eine Behandlung mit diesen Medikamenten überhaupt nicht rechtfertigen, geraten durch sie erst in eine schwere Krankheit hinein. Und andere, die tatsächlich unter einer schweren Depression leiden, bekommen entweder die falschen Medikamente in der falschen Dosis – oder lehnen medikamentöse Behandlung aus den genannten Gründen ab. Diese dunkle Seite darf aber nicht vergessen lassen, daß für so manche Menschen sowohl Tranquilizer als auch Antidepressiva sehr hilfreich sein können.

Dabei wird auch von Medizinern nicht abgestritten, daß diese Medikamente nur die Symptome lindern, nicht aber die zugrundeliegenden Probleme lösen können. Das kann Aufgabe einer Psychotherapie sein, die oftmals aber erst dann sinnvoll ist, wenn der depressive Mensch nicht mehr von den Symptomen seiner Depression völlig gefangengehalten wird. In einem schwer depressiven Zustand ist kein Mensch für psychotherapeutische Maßnahmen zugänglich, er kann sogar durch eine Psychotherapie so stark belastet werden, daß sich sein Zustand noch verschlimmert.

So kann eine zeitlich befristete Verschreibung von *Tranquilizern* durchaus auch bei psychoreaktiv-neurotischen oder Erschöpfungsdepressionen vernünftig sein. Bevor die Betroffenen sich mit Alkohol oder Selbstmedikation betäuben, so schreibt der Psychiater Asmus Finzen, der Medikamenten gegenüber grundsätzlich eine kritische Haltung einnimmt, kann bei »krisenhafter Zuspitzung« ein niedrigdosierter Tranquilizer durchaus hilfreich sein.[4] Immer gilt aber: Das Medikament ist nur eine »Krücke«, doch »man sollte seine Wirkungsmöglichkeiten nicht unterschätzen. Wie eine Krücke beim Gehbehinderten kann sie dem Betroffenen helfen, sonst schier unlösbare Probleme zu bewältigen. Sie kann auch dazu beitragen, die gesunden Anteile des neurotisch Depressiven zu stärken und seine Selbstheilungstendenzen zu fördern. In Absprache mit dem Psychotherapeuten kann sie in bestimmten Phasen auch der Unterstützung der Psychotherapie dienen.«[5] Damit hat Asmus Finzen deutlich gemacht, daß bei depressiven Erkrankungen Tranquilizer und Antidepressiva nur ein Hilfsmittel sein können und die Psychotherapie nicht ersetzen, sondern nur unterstützen.

Ein harmloseres Hilfsmittel als Tranquilizer, gerade bei der psychoreaktiven Depression, sind Pflanzenheilmittel, die sogenannten Phytopharmaka. Ihre Wirkung ist seit Jahrtausenden bekannt: So beschrieb zum Beispiel der chinesische Arzt und Kaiser Shen Hung bereits 3000 vor Christus über 1000 Heilpflanzen und ihre Anwendung.[6] »Seit Menschengedenken«, so der Psychiater Volker Faust, werden auch psychische Krankheiten mit Pflanzenheilmitteln behandelt. Bei leichteren depressiven Störungen hat sich Johanniskraut bewährt, bei Unruhe, Nervosität und Erregung die Baldrianwurzel und Hopfen, bei nervösen Erschöpfungszuständen Baldrian und Johanniskraut und bei Schlafstörungen Baldrian, Melisse und Hopfen. Phytopharmaka (wie zum Beispiel Kytta-Sedativum, Hyperforat, Serdariston u. a.) sind ohne Rezept in der Apotheke erhältlich und haben den Vorteil, »daß sie – bestimmungsgemäß angewandt – weitgehend frei von schädlichen Nebenwirkungen und vor allem in der Behandlung nervöser, funktioneller oder psychosomatisch interpretierbarer Störungen hervorragend nutzbar sind«.[7]

Die bei *endogenen Depressionen* am häufigsten verwendeten Antidepressiva sind – neben den bereits erwähnten Benzodiazepinen – die *trizyklischen Antidepressiva* und die *Monoaminoxidasehemmer.*

Eine Sonderstellung bei der Behandlung von Depressionen nimmt das *Lithium* ein.

Trizyklische Antidepressiva (dazu gehören zum Beispiel Imipramin oder Amitriptylin) haben ihren Namen von ihrer chemischen Struktur, die drei Ringe enthält. Sie sind oft das Mittel der Wahl bei Depressionen, bei denen eine biologische Komponente vermutet wird. Denn sie wirken wahrscheinlich auf jene Neurotransmitter ein, die bei Depressiven in zu geringer Menge vorhanden sind, das heißt, sie führen zu einer Vermehrung von Noradrenalin und Serotonin. Was allerdings nicht den Umkehrschluß zuläßt, daß die biochemischen Veränderungen die Ursache einer Depression sind.

Trizyklische Antidepressiva wirken nicht sofort, sondern im Durchschnitt erst nach etwa zwei Wochen, vorausgesetzt, das Medikament wird regelmäßig und in richtiger Dosierung eingenommen. Die meisten Betroffenen leiden am Anfang unter den Nebenwirkungen (trockener Mund, Schläfrigkeit, bei Männern können Ejakulationsstörungen auftreten, Blutdruckschwankungen oder Herzrhythmusstörungen), die jedoch im Laufe der Behandlung nachlassen. Der behandelnde Arzt muß den Patienten darüber sehr genau informieren, damit diese Nebenwirkungen nicht unnötige Angst bereiten und eventuell den Patienten veranlassen, die Dosis zu verringern oder das Mittel vorzeitig abzusetzen.

Der englische Psychiater Richard Gillett rät, mit einer sehr niedrigen Dosis zu beginnen (zwei- bis dreimal 50–75 mg pro Tag) und diese Dosis dann um 25 mg bis auf 150 mg täglich zu erhöhen.[8] Nach etwa zwei Wochen erst wird dann die Wirkung spürbar: Besserer Schlaf und auch zunehmender Appetit sind oft die ersten Anzeichen dafür, daß das Medikament anschlägt. Normalerweise soll die Einnahme bis zu drei Monate fortgesetzt und dann erst allmählich wieder reduziert werden. Auch die Psychiater Volker Faust, Günter Hole und Manfred Wolfersdorf – ausgewiesene Depressionsexperten – empfehlen, Antidepressiva zu Beginn der Behandlung nicht zu hoch zu dosieren und in der ambulanten Praxis frühestens nach fünf bis zehn Tagen eine Dosissteigerung vorzunehmen.[9] Sie raten auch, das Medikament am Abend oder kurz vor dem Schlafengehen einzunehmen, weil einige Antidepressiva den Schlaf fördern und zudem die auftretenden Nebenwirkungen auf diese Weise »verschlafen« werden.

Falls ein Medikament auch nach einem Monat noch keine Besserung gebracht hat, stellt der behandelnde Arzt meist auf ein anderes Präparat um.

Eine Sonderform der Behandlung mit Antidepressiva ist die *Infusionstherapie*. Sie wurde an der Psychiatrischen Universitätsklinik Basel entwickelt und wird vor allem bei Patienten angewendet, die an einer endogenen oder einer Erschöpfungsdepression leiden und stark suizidgefährdet sind. Bei dieser Behandlung werden Antidepressiva (gute Erfahrungen hat man inzwischen mit Clomipramin und Maprotilin) als Tropfinfusion verabreicht, was gegenüber der Tabletteneinnahme einige Vorteile hat:

- Die Wirkung tritt schneller ein,
- bereits niedrige Dosierungen wirken,
- die Nebenwirkungen sind geringer, und
- Patienten, die auf Antidepressiva vorher nicht angesprochen haben, verspüren aufgrund der Tropfinfusion Verbesserungen.

In der Regel wird die Infusionstherapie nur in Kliniken angewandt und nur dann, wenn es sich um schwere Ausprägungen einer Depression handelt, die auf andere Behandlungsmaßnahmen nicht anspricht.

Selten verschrieben werden die *Monoaminoxidasehemmer* (MAOH), die ihren Namen von ihrer Funktion herleiten: Sie wirken hemmend auf das Enzym ein, das die Transmitter (Serotonin, Noradrenalin) zerstört, die zur Gruppe der Monoamine gehören. Diese Medikamente haben ähnliche Nebenwirkungen wie die trizyklischen Antidepressiva, unterscheiden sich jedoch in einem gefährlichen Nebeneffekt von diesen: Da die Monoaminoxidase von diesen Medikamenten gehemmt wird, kann auch ein Monoamin, das in bestimmten Lebensmitteln vorkommt – das Tyramin –, nicht mehr abgebaut werden. Die Folge davon ist ein gefährlich erhöhter Blutdruck. Um dies zu vermeiden, müssen Patienten, die diese MAO-Hemmer einnehmen, eine spezielle Diät halten. Zu den verbotenen Speisen gehören unter anderem Käse, alles sauer Eingelegte, Schokolade, Hühnerleber, abgehangenes Wild und Rotwein. Dieser Nebeneffekt ist wohl mit ein Grund, daß MAO-Hemmer in der Regel nur dann eingesetzt werden, wenn trizyklische Antidepressiva ohne Wirkung bleiben.

Werden bereits die Antidepressiva oft mit Skepsis und vielen Vorurteilen betrachtet, so gilt das in besonderem Maße für die *Lithiumtherapie*. Auch hier liegt der Grund dafür wahrscheinlich darin, daß manche Ärzte mit Lithium behandeln, obwohl die Art der Depression das nicht rechtfertigt. Lithium ist ausschließlich sinnvoll bei der *manisch-depressiven* Erkrankung oder der reinen *Manie*. Hier ist das Lithium, ein einfaches Salz, dessen Wirkungsmechanismus noch recht unbekannt ist, sowohl zur Therapie als auch zur Vorbeugung erneuter Erkrankung sehr hilfreich – wenn es richtig eingesetzt wird. Bei anderen Erkrankungsformen wie der neurotischen, psychoreaktiven Depression ist Lithium nicht nur wirkungslos, sondern auch gefährlich. Deshalb muß vor jeder Behandlung eine sorgfältige Diagnose gestellt werden – die am sichersten von Fachärzten in den auf Depressionen spezialisierten Kliniken durchgeführt werden kann. Niedergelassene Ärzte, vor allem Hausärzte, Internisten oder Ärzte anderer Fachrichtungen sind in der Regel nicht genügend ausgebildet, um eine so komplizierte Therapie durchzuführen. Der Psychiater Asmus Finzen warnt denn auch davor, eine Lithiumbehandlung »einfach nur so« zu beginnen. »Patient und Arzt müssen sich darüber klar sein, daß sie nur Sinn hat, wenn sie über Jahre durchgehalten wird. Eine erfolgreiche Lithiumprophylaxe verlangt vom Patienten ein hohes

Maß an Kooperationsbereitschaft. ... Der Schutz vorm Rückfall wird nicht nur erst nach monatelanger Lithiumeinnahme wirksam. Er erlischt nach Absetzen der Behandlung rasch. Deshalb können Unregelmäßigkeiten und kurze Unterbrechungen der Medikamenteneinnahme monatelange Bemühungen um die Vermeidung eines Rückfalls innerhalb kurzer Zeit zunichte machen.«[10]

Patienten, die mit Lithium behandelt werden, müssen also in besonderem Maße lernen, mit ihrer Erkrankung zu leben. Sie müssen akzeptieren, daß sie vielleicht ihr ganzes Leben lang auf das Lithium angewiesen sein werden, wollen sie nicht einen schweren Rückfall provozieren. Lithium kann manisch-depressiv Kranken das Leben wieder lebenswert machen – vorausgesetzt, das Medikament wird kompetent und richtig eingesetzt.

Was bei der Lithium-Therapie besonders augenfällig ist, trifft jedoch auch auf andere medikamentöse Depressionsbehandlungen zu: Nur in seltenen Fällen sind Hausärzte, Internisten oder Ärzte anderer Fachrichtungen gut genug über Depressionen und ihre Behandlung informiert; oftmals stellen sie falsche Diagnosen oder verordnen – wie oben bereits erwähnt – zu unkritisch und über einen zu langen Zeitraum hinweg zu hohen Dosen Tranquilizer oder Antidepressiva. Deshalb sollte jeder, der glaubt, an Depression zu leiden, oder es bereits weiß, einen Spezialisten aufsuchen, also einen Neurologen, Psychiater, einen ärztlichen Psychotherapeuten oder einen Psychologen, der mit einem Neurologen zusammenarbeitet.

»Jahrelang auf der Couch – und immer noch depressiv« oder: Psychotherapie hilft

Die Behandlung von Depressionen mit Medikamenten kann die akuten Symptome lindern und dem Betroffenen Erleichterung verschaffen. Doch wirklich geholfen ist damit im Grunde – abgesehen vielleicht von der schweren manisch-depressiven Erkrankung – noch nicht. Denn die Lebenssituation oder die innere Haltung eines Erkrankten können durch Medikamente allein nicht verändert werden.

Umgekehrt gibt es nicht wenige Fälle, in denen Depressive ausschließlich Hilfe bei Psychotherapeuten suchen und oft jahrelang in Behandlung sind, ohne daß sich wesentlich etwas an ihrer Befindlichkeit verändert. Was nützt es, so fragen Therapiekritiker, wenn ein Mensch Jahre auf der Couch des Psychoanalytikers zubringt? Dann weiß er vielleicht, was ihn depressiv gemacht hat, aber depressiv ist er trotzdem noch.

In der Praxis hat man längst die Konsequenzen gezogen und versucht, abgestimmt auf die jeweils vorliegende Depressionsform, die bestmögliche Behandlung für den Betroffenen herauszufinden. In den meisten Fällen ist das eine Kombinationstherapie: Medikamente plus Psychotherapie. Dabei kommt es auf die Art der Erkrankung an, ob eher die Medikamente im Vordergrund stehen und die Therapie zur Unterstützung dient oder umgekehrt. Allerdings haben sich vor allem bei den reaktiven oder psychogenen Depressionen spezielle Therapieverfahren auch ohne medikamentöse Unterstützung bewährt.

Schließlich gibt es auch noch jene Gruppe depressiver Menschen, die auf eine Behandlung mit Antidepressiva überhaupt nicht ansprechen. Nur etwa 60 bis 65 Prozent aller Erkrankten kann damit deutlich geholfen werden. Was ist mit den restlichen

35 bis 40 Prozent? Die Psychotherapie ist also unverzichtbar bei der Behandlung von Depressionen. Grundsätzlich sollte jede medikamentöse Therapie durch Psychotherapie unterstützt werden, denn die Depression ist eine Erfahrung, die den Betroffenen stark belastet. Zudem wird sie wahrscheinlich immer durch schwierige Lebensumstände mit ausgelöst, die allein mit Medikamenten nicht bewältigt werden können. Deshalb herrscht unter den Praktikern Einigkeit: Psychotherapie plus Pharmakotherapie ist beim momentanen Kenntnisstand die erfolgversprechendste Behandlung.

Bleibt die Frage: *Welche* Therapie hilft? Fast könnte man antworten: jede. Denn die Therapieforschung hat herausgefunden, daß es etwa 80 Prozent der psychotherapeutisch Behandelten nach einer Therapie wirklich besser geht.[1] Weniger die Therapie*methode* ist dabei für den Erfolg einer Therapie ausschlaggebend als vielmehr die *Persönlichkeit* des Therapeuten. Wenn er eine gute Beziehung zum Klienten aufbauen und wenn dieser Vertrauen zu ihm fassen kann, dann ist die Frage der Methode fast zweitrangig. Hinzu kommt, daß die meisten Therapeuten inzwischen nicht mehr streng nach einer einzigen Methode arbeiten, sondern mehrere Therapieansätze miteinander kombinieren.

Das muß auch bedacht werden, wenn nun einige Therapiemethoden vorgestellt werden, die sich bei der Behandlung von Depressionen bewährt haben. Möglicherweise kann es für einen Depressiven schwierig sein, in seiner Stadt einen Therapeuten oder eine Therapeutin zu finden, die ganz genau nach dieser oder jener Methode arbeitet. Es wäre also eher hinderlich, auf eine bestimmte Methode fixiert zu sein. Wie gesagt: Die Persönlichkeit des Therapeuten ist wichtiger als die Methode, mit der er arbeitet.

Wer noch therapieunerfahren ist, sollte allerdings vorsichtig sein, wenn die angebotene Therapiemethode nicht zu den traditionellen zählt. Je exotischer der Name der Therapie, je weniger über die Ausbildung des Therapeuten zu erfahren ist, desto mehr Vorsicht ist angebracht.

Welche Therapien haben sich nun bei der Behandlung von Depressionen bewährt? Allen voran ist hier die **Kognitive Therapie** des amerikanischen Psychiaters Aaron Beck zu nennen. Grundannahme dieser Kurztherapie: Gefühl und Verhalten eines Menschen werden von der Art seiner Gedanken und Ideen bestimmt. Je nachdem, welche frühen Erfahrungen ein Mensch gemacht hat, interpretiert er spätere Erlebnisse. Kennzeichnend für depressive Menschen ist es, so Aaron Beck, daß sie ihre Situation und ihre Erlebnisse grundsätzlich negativ einschätzen, weil sie bereits in der Kindheit Denkschemata erworben haben, die ihnen keinen anderen Spielraum mehr lassen. Zum Beispiel kann ein Kind das Denkschema erwerben: »Nichts, was ich tue, ist gut genug.« Möglicherweise schlummert diese Vermutung lange im Unterbewußten, bis sie eines Tages durch ein äußeres Ereignis, zum Beispiel eine Kündigung oder eine Trennung, aktiviert wird.

Die Kognitive Therapie hilft dem Betroffenen, diese Denkstrukturen überhaupt erst einmal zu erkennen, auf ihren Realitätsgehalt zu überprüfen und schließlich zu korrigieren. Aaron Beck hat einige der Grundannahmen aufgelistet, die zu Depressionen führen können[2]:

»Um glücklich zu sein, muß ich bei allem, was ich unternehme, Erfolg haben.«

»Um glücklich zu sein, muß ich immer von allen Menschen akzeptiert werden.«

»Wenn ich einen Fehler mache, bedeutet das, daß ich unfähig bin.«

»Ich kann ohne dich nicht leben.«

»Wenn jemand anderer Meinung ist als ich, bedeutet das, daß er mich nicht mag.«

»Mein Wert als Mensch hängt davon ab, was andere von mir denken.«

Menschen, die lange Zeit depressiv sind, merken überhaupt nicht mehr, daß dieses Denken ihr ganzes Leben durchzieht. Sie ziehen ihre Annahmen nicht mehr in Zweifel, sondern halten sie für die Wahrheit. Diese Grundannahmen führen dann zu kognitiven Irrtümern, die die Depression stabilisieren. So führt die Annahme »Wenn ich einmal versagt habe, werde ich in ähnlichen Situationen wieder versagen« zu *Übergeneralisierungen*. Der Betreffende ist dann nicht mehr in der Lage, all jene Situationen wahrzunehmen, in denen er *nicht* versagt, auf die seine Grundannahme *nicht* zutrifft.

- Die Annahme »Was zählt, sind die Mißerfolge; Erfolge sind nur Zufall« führt dazu, daß der Depressive nur noch *selektiv* wahrnimmt. Mißerfolge werden hoch bewertet, wenn etwas gelingt, wird es als eigene Leistung nicht anerkannt.
- Die Annahme »Es passiert mir immer die schlimmste aller Möglichkeiten« führt zum *»Katastrophisieren«*. Die vielen Male, wo nicht »das Schlimmste« eingetreten ist, werden nicht wahrgenommen.

Die Chefsekretärin Gerlinde Karloff ist ein typisches Beispiel dafür, wie negative Gedanken und Überzeugungen sich auf Dauer verfestigen und in die Depression führen können. Sie wurde von ihrer Mutter alleine aufgezogen, der Vater ist im Zweiten Weltkrieg gefallen. Gerlinde hing sehr an der Mutter, deren Verhalten der Tochter gegenüber jedoch sehr widersprüchlich war. Mal verwöhnte sie das Kind übermäßig, dann wieder zog sie sich überraschend und auf eine für das Kind unverständliche Weise zurück, ließ es ihm Stich. Sie blieb über Nacht weg, obwohl sie vorher versprochen hatte, zu Hause zu bleiben; sie stellte Belohnungen in Aussicht, die sie dann vergaß – kurz: sie hielt selten, was sie versprach. Gerlinde lernte so sehr früh: »Man kann sich auf andere nicht verlassen.« Zum Ausbruch kam dieses Denkschema, als sie mit 30 Jahren endlich den Mann fürs Leben kennenlernte, wie sie erzählt. »Ich hatte die Hoffnung schon aufgegeben, jemals einen Menschen zu treffen, der mit meinen Wunschvorstellungen auch nur annähernd übereinstimmt. Doch der, das wußte ich sofort, der war mein Traummann.« Sie bekam ihren Traummann, zog mit ihm zusammen, und zwei Jahre ging es ihr sehr gut in dieser Beziehung. Bis sie dahinterkam, daß er sich immer noch heimlich mit der Frau traf, mit der er vor Gerlinde zusammengelebt hatte. Für Gerlinde brach eine Welt zusammen. Das Denkschema »Man kann sich auf niemanden verlassen« überlagerte alle vernünftigen Überlegungen. Die Enttäuschung über die Heimlichtuerei ihres Freundes war so groß, daß sie ihm nun überhaupt nichts mehr glauben konnte. Was er auch sagte, wie sehr er auch die Harmlosigkeit seines Tuns beteuerte – sie glaubte ihm nicht. Sie zog sich immer mehr von ihm zurück, wurde immer depressiver. Mehr durch Zufall gelangte sie an einen Therapeuten, der in der Kognitiven Therapie nach Aaron Beck ausgebildet war. Und dort erkannte sie relativ schnell, daß im Grunde kein anderer Gedanke mehr Platz hatte als der, betrogen und hintergangen worden zu sein. Die positiven Seiten ihres Freundes, sein sonstiges Verhalten hatte sie völlig aus den Augen verloren. Ein einzelnes Erlebnis hatte durch ihre Vorerfahrungen ein derartiges Gewicht bekommen, daß sie die Realität nur noch verzerrt wahrnehmen konnte.

Denkmuster wie diese werden in der Kognitiven Therapie in Gesprächen und mit verhaltenstherapeutischen Methoden aufgedeckt und in konkreten Übungen zu verändern versucht. Das gelingt meist in relativ kurzer Zeit – in der Regel dauert eine Therapie zwölf Wochen –, weil nicht in der Vergangenheit geschürft wird, sondern der Schwerpunkt auf dem aktuellen Denken und Verhalten liegt. Der Klient bekommt »Hausaufgaben« zwischen den Sitzungen (zum Beispiel wird ein Tagesplan erstellt, der Depressive soll konkret seine Annahmen überprüfen und über seine Erfahrungen Tagebuch führen). All dies soll ihm helfen, sein Gefühl der Hoffnungslosigkeit zu überwinden, seine negativen Gedanken zu erkennen und herauszufinden, welchen Einfluß diese auf sein Befinden haben, um so langsam eine positivere Sicht der Dinge zu entwickeln.

Die Becksche Kognitive Therapie gilt als sehr erfolgreich. In Untersuchungen, die die Wirksamkeit von Antidepressiva (konkret des Medikaments Imipramin) mit der Wirksamkeit der Kognitiven Therapie verglichen, ging es den Patienten, die nur

Therapie bekamen, deutlich besser als jenen, die medikamentös behandelt worden waren.[3]

Von ähnlichen Grundannahmen wie Aaron Beck geht auch der Psychotherapeut Albert Ellis aus, der die **Rational-emotive Therapie** begründet hat. Im Zusamenhang mit dieser Therapie wird häufig ein Ausspruch des Philosophen Epiktet zitiert, der bereits im ersten Jahrhundert erkannte, was Ellis in den siebziger Jahren des zwanzigsten Jahrhunderts zum Kern seiner Therapie machte: »Nicht die Dinge selbst beunruhigen die Menschen, sondern die Vorstellungen von den Dingen.« Auch Ellis glaubt, daß nicht bestimmte Ereignisse zu psychischen Problemen führen, sondern das, was wir über diese Ereignisse denken. Zum Beispiel wird ein Mensch nach diesem Modell nicht depressiv, weil ihn sein Lebenspartner verlassen hat, sondern er wird depressiv, wenn er diesem Ereignis unangemessene Bedeutung zuschreibt. Etwa wenn ein Mann auf die Trennung von seiner Frau auf Dauer mit dem Gedanken reagiert: »Ich bin zu alt, um jemals wieder eine andere Frau zu finden, ich werde allein sterben müssen.« Eine Trennung macht natürlich traurig, niedergeschlagen, wütend und läßt die Betreffenden vielleicht in den schlimmen Phasen der Trennung auch verzweifeln. Doch die depressive Stimmung entsteht durch die Bewertung der Situation. Der Philosoph Epiktet verdeutlicht dies am Beispiel der Todesangst: »So ist zum Beispiel der Tod nichts Furchtbares – sonst hätte er auch dem Sokrates furchtbar erscheinen müssen –, sondern die Vorstellung, er sei etwas Furchtbares, das ist das Furchtbare.«[4]

In der Rational-emotiven Therapie wird versucht, die Vermutungen und Gedanken, die Menschen mit bestimmten Ereignissen verbinden, aufzudecken und auf ihren Realitätsgehalt zu überprüfen. Unterschieden wird zwischen sogenannten *kalten*, *warmen* und *heißen* Wahrnehmungen. Eine *kalte Wahrnehmung* ist, wenn wir ohne Gefühlsregung wahrnehmen, was geschieht. Zum Beispiel: »Ich sehe, daß meine Kollegen lachen.« Wenn wir dies gefühlsmäßig bewerten, haben wir eine *warme Wahrneh-*

mung: »Ich freue mich, wenn meine Kollegen lachen«, »sie lachen mich an.« Das ist eine *positive* warme Wahrnehmung. Doch wenn wir denken: »Die Kollegen lachen über mich«, haben wir eine *negative* warme Wahrnehmung. Auch *heiße Wahrnehmungen* können positiver oder negativer Art sein, sind aber auf jeden Fall irrational: »Alle Leute lachen, wenn ich komme. Ich bin großartig« (positive Überschätzung), oder: »Alle lachen über mich, ich tauge überhaupt nichts« (negative Überschätzung). Gefährlich sind nach der Theorie der Rational-emotiven Therapie die *heißen* Wahrnehmungen, denn sie führen zu Depressionen, Ängsten und Schuldgefühlen. Mit verschiedenen therapeutischen Techniken versucht der Rational-emotive Therapeut diese selbstschädigenden heißen Wahrnehmungen aufzudekken.

Mehr Geduld, Zeit und Geld (nicht in allen Fällen zahlt die Kasse) muß aufbringen, wer sich für die **Psychoanalyse** entscheidet. Der Nutzen dieser Therapieform bei Depressionen ist durchaus umstritten. Die Haltung des Psychologen Martin Seligman teilen viele: »Obwohl Tausende von Patienten an Hunderttausenden von Sitzungen teilnahmen, konnte bislang nicht nachgewiesen werden, daß die psychoanalytische Therapie bei Depressionen hilft.«[5]

Sehr viel eindeutiger noch bezieht die Autorin Alice Miller gegen die Psychoanalyse Stellung. Selbst lange Jahre als Psychoanalytikerin tätig, glaubte sie in einem langwierigen, für sie auch sehr schmerzhaften Prozeß zu erkennen, daß die Psychoanalyse nicht geeignet ist, einen Menschen an seine wirklichen Gefühle heranzuführen:

Die Entdeckung, daß ich ein mißbrauchtes Kind war, daß ich vom Anbeginn meines Lebens unbedingt auf die Bedürfnisse und Gefühle meiner Mutter eingehen mußte und gar keine Chance hatte, meine eigenen zu fühlen, hat mich sehr überrascht. Die Entdeckung meiner damaligen totalen Hilflosigkeit hat mir auch die Macht der Verdrängung gezeigt, die mich mein Leben lang von der Wahrheit fernhielt, und die Ohnmacht der Psychoanalyse, die durch ihre irreführenden Theorien diese Verdrängung noch zementierte. Denn ich hatte zwei Lehranalysen im Rahmen meiner Ausbildung absolviert, ohne daß die Analytikerinnen imstande gewesen wären, an meiner Version der glücklichen Kindheit, die ich angeblich gehabt hatte, zu rütteln.[6]

Mit ihren Methoden, wie zum Beispiel dem freien Assoziieren, verstärkt die Psychoanalyse nach Ansicht Alice Millers »die intellektuelle Abwehr gegen die Gefühle«. Der Patient redet *über* seine Gefühle, aber er spürt sie nicht. Der Analytiker oder die Analytikerin schlüpft durch das starre Gerüst der psychoanalytischen Behandlung in die Rolle der (autoritären) Eltern und darf – ebenso wie die realen Eltern – nicht mit den wirklichen Gefühlen konfrontiert werden. Gerade depressive Menschen haben ja bereits in sehr frühen Jahren gelernt, daß es besser für sie ist, wenn sie ihre eigenen Bedürfnisse und Gefühle zugunsten anderer zurückstellen. Die Psychoanalyse, so Alice Miller, ist eine Fortsetzung der traumatischen Kindheitserfahrungen und kann nicht zu deren Auflösung führen. Alice Miller hat für diesen exponierten Standpunkt sehr viel Kritik einstecken müssen – natürlich vor allem von Psychoanalytikern –, doch sie hat auch sehr vielen Menschen geholfen zu verstehen, warum es ihnen trotz langjähriger therapeutischer Bemühungen nicht gelingt, ihre Depressionen zu überwinden.

Die Psychoanalyse ist also nicht unbedingt die Therapie der Wahl, wenn es um die Behandlung von Depressionen geht. Doch auch hier gilt, was eingangs für alle Therapien gesagt wurde: Die Person des Therapeuten ist wichtiger als seine Methode. Auch eine psychoanalytische Behandlung kann hilfreich sein, wenn der Therapeut oder die Therapeutin einen guten Kontakt zum Patienten herstellen kann und nicht dogmatisch nach der »reinen Lehre« therapiert.

Wer sich zu einer Psychoanalyse entschließt, muß bereit sein, zwei- bis dreimal pro Woche über mehrere Jahre hinweg eine Stunde für die Therapie zu investieren. Bei der »klassischen«

Psychoanalyse liegt der Patient, der Analysand, auf der Couch, und der Psychoanalytiker oder die Psychoanalytikerin sitzt hinter ihm. Mit der Methode der »freien Assoziation« – der Patient sagt, was ihm in den Sinn kommt – soll frühen Erfahrungen auf die Spur gekommen werden. Der Analytiker hört meist schweigend zu und versucht durch vorsichtige Deutungen, den Patienten den verborgenen Sinn seiner Äußerungen entdecken zu lassen.

Die klassische Version der Psychoanalyse ist sehr »kopflastig« und sicher nicht jedermanns Sache. Einige Analytiker stimmen inzwischen mit der Analyse-Kritikerin Alice Miller darin überein, daß das ausschließliche Reden über Gefühle die Gefühle auch zudecken kann. Wenn sie auch nicht so weit gehen, die gesamte Methode als schädlich abzulehnen, so versuchen sie doch, das strenge psychoanalytische Konzept zu durchbrechen und auch den Körper in die Therapie miteinzubeziehen.

Der Psychoanalytiker Tilmann Moser ist einer von diesen »Reformern«. Ausgelöst durch die eigene Erfahrung, nach sieben Jahren Analyse immer noch unter denselben schweren Depressionen zu leiden, hat er zunächst für sich selbst andere Erfahrungen gesucht. Er hat an körpertherapeutischen Workshops teilgenommen und die heilende Erfahrung der Berührung am eigenen Leibe machen können.

Trotz sehr vieler Jahre Analyse konnte die depressive Grundschicht, von der ich immer wieder bedroht bin, nicht ausgeräumt werden. Ich habe dann erfahren, daß ich auf bestimmte Formen der körperlichen Zuwendung, auch der körperlichen Auseinandersetzung, sehr intensiv reagiere. Aus meiner Familiengeschichte kannte ich diese heftigen Gefühle nicht, ich kannte sie auch nicht aus meinen Analysen.[7]

Körpertherapeutische Übungen scheinen gerade für Depressive sehr geeignet, um sie aus ihrem Rückzug herauszuholen und ihnen die Geborgenheit zu vermitteln, die sie in früheren Jahren so schmerzlich vermißt haben. Neurotisch depressive Menschen haben früh gelernt, daß ihre eigenen Gefühle und Bedürfnisse nichts gelten. Sie haben sich – aus Angst vor Liebesentzug und Zurückweisung – den Bedürfnissen anderer angepaßt und ihre eigenen tief in sich vergraben. Für sie ist es besonders schwer, diese versteckten Gefühle wieder aufzuspüren. Nur das Reden darüber reicht oftmals nicht aus. Viel zu geschickt sind sie darin, sich selbst und andere zu täuschen, und oftmals ist das Schweigen so groß, daß Worte gar nicht mehr gefunden werden können. Wo aber der Verstand sich – aus Angst vor Schmerzen – weigert, die Wahrheit zu erkennen, kann der Körper noch reagieren, wie auch Tilmann Moser meint:

Eine Reihe von Patienten kommt aus Familien, in denen sie nicht gelernt haben, Gefühle in Worte zu fassen, wo sie noch nicht einmal gelernt haben, ihre Gefühle zu spüren. Bei solchen Patienten ist manchmal eine körperliche Interaktion als Vorform der Symbolisierung hilfreich und notwendig. Mir berichten immer wieder Menschen, daß sie nun schon mehrere Jahre in Analyse seien, daß sich nichts bewege, daß sie sich erstarrt und unverstanden fühlen. In solchen Fällen ist der Patient dann vermutlich auf einen Analytiker getroffen, dessen Instrumentarium für ihn nicht ausreicht.[8]

Das mußte auch die 43jährige Heike Neubert nach vier Jahren Psychoanalyse schmerzlich erkennen. Die Depression hatte sie nie richtig losgelassen. Zwar wußte sie jetzt sehr viel mehr über sich und konnte sich viele ihrer depressiven Reaktionen erklären. Aber besser fühlte sie sich deswegen noch lange nicht. Sie brach die Analyse ab und glaubte, sie sei ein »hoffnungsloser Fall«. Doch dann hat sie von einer Therapeutin gehört, die »so ganz anders sei« und auch körpertherapeutisch arbeite. Nach langem Zögern und erst, als sie zum wiederholten Mal aus ihr unerfindlichen Gründen wieder in das »schwarze Loch« gefallen war, ließ sie sich einen Termin geben:

»Am Anfang habe ich mich sehr beklommen gefühlt. Die Therapeutin hat zunächst mit mir gesprochen, über mein Problem, meine Ängste gegenüber der Therapie. Und dann hat sie massiert, nein, nur berührt. Ganz sanft. Meine Hände, meine Arme, meine Füße. Sie wußte, daß ich große Angst vor körperlicher Berührung hatte und war wohl deshalb besonders vorsichtig. Doch bereits in der zweiten Therapiestunde geschah es: Sie berührte meinen Arm in dieser besonderen Art, und ganz plötzlich fing ich an zu weinen. Das Weinen erfaßte meinen ganzen Körper, ich schluchzte und schluchzte und hatte das Gefühl, nie wieder aufhören zu können. Niemals zuvor hatte ich so geweint, und niemals zuvor war mir das Ausmaß meiner Verzweiflung so bewußt wie in diesem Moment. So erschreckend diese Erfahrung war, nach dieser Stunde fühlte ich mich so wohl wie selten zuvor. Wir haben zwar über das Geschehene gesprochen, aber nicht das Reden darüber war entscheidend. Die Berührung der Therapeutin hat etwas in mir gelöst, ausgelöst, was all das Gerede und Analysieren in meiner früheren Therapie nicht geschafft hatte. Durch diese Berührung habe ich gefühlt, wie einsam und verlassen ich mich fühle, wie sehr ich mich nach Geborgenheit sehne, die ich nie bekommen habe. *Gewußt* habe ich das sicherlich bereits und auch in der Analyse viel darüber geredet. Aber *gespürt* hatte ich es bis zu diesem Zeitpunkt nicht wirklich. Ich habe das Gefühl, jetzt erst einen Weg gefunden zu haben, der mir aus dem Teufelskreis der Depression heraushilft.«

Heikes Therapeutin arbeitet nach einem der neueren Verfahren aus der **Humanistischen Therapie**, der **Biodynamik**. Unter den humanistischen Therapien wie Bioenergetik oder Gestalttherapie ist die Biodynamik eher eine »sanfte« und arbeitet vorwiegend mit den Impulsen von innen. Für Biodynamiker ist die Zeit des »›Pushens‹ und ›Knackens‹, des Zerredens, der Umerziehung und der weisen Ratschläge«[9] vorbei. Sie konzentrieren sich fast intuitiv auf das, was der Klient von sich aus anbietet, und stützen sich dabei vor allem auf die Arbeit mit dem Körper und mit dem Atem, auf körperorientierte Rollenspiele und auf einfühlsames Verstehen.[10].

Weitere körperorientierte Verfahren der Humanistischen

Psychologie sind neben der schon erwähnten Bioenergetik und Gestalttherapie unter anderem auch das Focusing, die Primärtherapie, Hakomi, die Konzentrative Bewegungstherapie oder die Atemtherapie. Die Gemeinsamkeiten dieser Therapieverfahren hat der Körpertherapeut Werner Eberwein zusammengefaßt:

- *die Erfahrung, daß es tief in uns eine eigentlichere Lebendigkeit gibt, die befreit werden kann;*
- *die Arbeit mit dem Körper als dem Ort der Gefühle;*
- *das Bemühen, Unbewußtes bewußt zu machen;*
- *die Förderung von Bewußtheit und Ehrlichkeit;*
- *die Möglichkeit direkter, persönlicher Begegnung auch mit dem Therapeuten als Teil des Therapieprozesses (»ich und du«);*
- *die Konzentration auf das gegenwärtige Erleben (»hier und jetzt«);*
- *die Orientierung auf die ganze Person, die Integration von Körper und Psyche, Emotion und Beziehung, Vergangenheit, Gegenwart und Zukunft;*
- *die Aufmerksamkeit mehr auf Erleben, Durchleben und Neugestalten als auf verstandesmäßiges Begreifen, Deuten und Interpretieren;*
- *das Bemühen, in der therapeutischen Situation von vornherein die liebevolle, wertschätzende Beziehung herzustellen, die gleichzeitig heilend und das Ziel des Heilungsprozesses ist;*
- *das Experimentieren mit ungewohnten oder normalerweise eher vermiedenen Erfahrungen;*
- *die Offenheit für transzendente, trans-rationale Erfahrungen und außergewöhnliche Bewußtseinszustände;*
- *die Förderung höherer menschlicher Fähigkeiten, wie Liebe und Lebendigkeit, Kreativität und Spontaneität, Kritikvermögen und Entscheidungsfähigkeit, Verantwortung und Hingabe, Stille und Freude am Spiel, Selbstbehauptung und Begegnung, Unbestechlichkeit und Präsenz;*
- *ein Bewußtsein über die Wechselbeziehung zwischen persönlicher Entfaltung, verantwortlicher Zwischenmenschlichkeit und gesellschaftlicher Umgestaltung;*

- *die Ablehnung von Stigmatisierung, Etikettierung und Pathologisierung sowie von Machtausübung, Manipulation und Gewalt;*
- *der Optimismus, daß der Mensch in Freiheit leben kann und daß das Glück des einen nicht auf dem Unglück des anderen gebaut sein muß;*
- *ein kritisches Bewußtsein über die massenhafte Pathologie der Normalität.*

So eindrucksvoll dies auch klingen mag, theoretische Grundsätze und Programme sind keine Gewähr dafür, daß ein Therapeut (oder eine Therapeutin), der danach arbeitet, im Einzelfall auch der richtige ist. Wie bereits gesagt: Die Methode tritt gegenüber der Therapeutenpersönlichkeit in den Hintergrund. Wichtig ist die Beziehung, die zwischen Hilfesuchendem und Therapeut entsteht; zweitrangig erscheint dann, welche Therapierichtung der Behandelnde vertritt. Was nicht bedeutet, daß auf eine seriöse Grundausbildung verzichtet werden kann. Wer einen Therapeuten sucht, sollte daher neben der Sympathie auch darauf achten, welche Ausbildung ein Therapeut durchlaufen hat. Kann er nur auf »Workshops« oder obskure Seminare verweisen, ist Vorsicht angebracht. Im Zweifelsfall informieren die einzelnen Therapieverbände, ob ein Zertifikat bei ihnen erworben wurde oder nicht (siehe Anhang).

Wer kann helfen?

Für Menschen, die sich niedergeschlagen und depressiv fühlen, ist es schwer, den für sie richtigen Arzt oder Psychotherapeuten zu finden. Nicht weil es an professioneller Hilfe mangelt, sondern weil die Suche nach Behandlung Aktivität und Hartnäkkigkeit erfordert. Genau diese Eigenschaften fehlen aber Depressiven; für sie bedeutet es einen enormen Kraftaufwand, die notwendigen Schritte zu unternehmen. Die Gefahr ist groß, daß sie sich schnell entmutigen lassen oder sich mit einer ungenügenden Behandlung zufriedengeben. Es gibt jedoch einige Anhaltspunkte, die die Suche nach Hilfe erleichtern und vor Enttäuschungen bewahren können.

Natürlich können Betroffene sich selbst keine Diagnose stellen und wissen oftmals nicht, ob sie wirklich an einer Depression leiden, und wenn ja, um welche Form es sich dabei handelt. Deshalb ist für den einzelnen die Frage nur schwer zu beantworten: Medikamente und/oder Psychotherapie? Große Vorbehalte herrschen nach wie vor den Ärzten gegenüber, die sich auf psychische Erkrankungen spezialisiert haben, den Nervenärzten und Psychiatern. Aus diesem Grund suchen sehr viele Menschen mit psychischen Problemen ihren Hausarzt oder – weil die körperlichen Beschwerden im Vordergrund stehen – den Internisten auf. Nervenärzte sind für »die Verrückten« da, und für verrückt will man nicht gehalten werden. Doch Hausarzt oder Internist sind nur in ganz seltenen Fällen die richtigen Ansprechpartner. Sie wissen in der Regel zu wenig über psychische Störungen, als daß sie Art und Schwere der Erkrankung richtig erkennen und dementsprechend Maßnahmen ergreifen könnten. Nicht von ungefähr sind es gerade Hausärzte und Internisten, die bei depressiven Störungen viel zu häufig viel zu »harte« Medikamente einsetzen.[12] Die meisten Psychopharmaka werden von Allgemeinmedizinern (fast 60 Prozent aller

Verschreibungen) und Internisten verschrieben (18,9 Prozent), während Nervenärzte am wenigsten Psychopharmaka verordnen (14,8 Prozent). Bei letzteren ist die Gefahr also sehr viel geringer, eine falsche – oder gar überflüssige – medikamentöse Behandlung zu erhalten. Manche Nervenärzte haben auch eine zusätzliche Ausbildung als Psychotherapeut und können vor allem in Fällen von schweren Depressionen eine »zweigleisige« Behandlung anbieten: Medikamente plus Therapie.

Eine Einschränkung muß allerdings hier gemacht werden: Der Zusatztitel »ärztlicher Psychotherapeut« sagt nichts über die *Qualität* der angebotenen Therapie aus. Der Mediziner kann diese Qualifikation im Schnellverfahren erworben haben und im Grunde der therapeutischen Behandlung nicht sehr viel Wert beimessen. Dies ist ein Punkt, der durchaus im Erstgespräch, bevor Sie sich zur Behandlung entschließen, angesprochen werden sollte. Ein Nervenarzt, der selbst nicht psychotherapeutisch tätig ist, sollte im Idealfall mit einem Psychotherapeuten oder Psychologen zusammenarbeiten. Auch das könnte ein Auswahlkriterium sein.

Wenn Sie ganz sicher sind, daß Ihre Depression keine organische Ursache hat und wahrscheinlich eine Reaktion auf Ihre Lebensumstände oder konkreten Belastungen ist, dann brauchen Sie nicht unbedingt einen Nervenarzt zu konsultieren. Das gilt vor allem auch für all jene, die eine Abneigung gegen Psychopharmaka haben und ohne medikamentöse Unterstützung ihre Depression bekämpfen wollen. In solchen Fällen ist die Frage zu klären: Schaffe ich es alleine (siehe S. 101 ff. Selbsthilfe), oder will ich eine Psychotherapie machen?[2] Wenn Sie sich für professionelle Hilfe entscheiden, sollten Sie zunächst für sich selbst abklären, was Sie erreichen wollen und welche Therapieform Ihnen am meisten zusagen könnte. Dabei müssen Sie immer auch berücksichtigen, daß nicht alle Psychotherapeuten von den Krankenkassen bezahlt werden. Grundsätzlich können Sie davon ausgehen, daß die Kosten für Psychoanalyse und Verhaltenstherapie (also auch für die Kognitive Therapie nach Aaron Beck) von den Kassen übernommen werden. Am besten erkundigen Sie sich bei Ihrer Krankenkasse, für welche Therapie sie die Kosten übernimmt, bevor Sie sich für einen konkreten Therapeuten entscheiden. Die Krankenkassen haben meist auch Adressenlisten von Psychotherapeuten.

Zudem gibt es in jeder größeren Stadt psychotherapeutische Beratungsstellen, oftmals angeschlossen an die Universitätsklinik, wo Sie sich unverbindlich beraten lassen können und wo man Ihnen auch bei der Suche nach einem Therapeuten behilflich sein kann. Vorsichtig sollten Sie bei allen Angeboten sein, deren Seriosität Sie nicht nachprüfen können. »Lebensberater«, »Psychologischer Berater«, »Praktischer Psychologe« oder ähnliche Titel sind oftmals frei erfunden, und ihr Träger hat nicht unbedingt eine seriöse Ausbildung vorzuweisen. Auch bei der Wahl der Therapieform sollten Sie keine Experimente wagen. Das Risiko ist zu groß, wie der Psychotherapeut Eckhard Giese betont:

Wer die unkonventionellen Therapieangebote des freien Psychomarktes in Anspruch nehmen möchte, wie sie vornehmlich in den Inseratteilen der Stadtzeitungen angeboten werden, sollte sich darüber klar sein, daß er/sie dort kaum Besserung für tiefergreifende, womöglich jahre- oder jahrzehntelang chronifizierte Probleme finden wird. Eine Therapiegruppe auf Gomera oder ein Schamanen-Treffen im Westfälischen können anregende spirituelle und geistige Anstöße vermitteln; ernste persönliche Probleme mögen sich unter dem Brennglas intensiver Gruppenarbeit noch verschärfen. Wer ... zum Beispiel die Primärtherapie für sich attraktiv findet, sollte sich angesichts des hohen Risikos solcher Veranstaltungen zumindest vergewissern, daß er an einen verantwortlich agierenden Therapeuten gerät.[13]

Wenn Sie dann einen Therapeuten gefunden haben, sollten Sie sich immer auf Ihr Gefühl verlassen. Es sagt Ihnen meist sehr klar, ob Sie sich bei einem Therapeuten wirklich wohl fühlen. Der Psychoanalytiker Tilmann Moser hat eine Reihe von Fragen zusammengestellt, die für das Erstgespräch mit einem Therapeuten – aber auch mit einem Nervenarzt – eine Entscheidungshilfe sein können:

Fühlst du dich erkannt, sogar auf neue Weise erkannt? . . . Hast du seine Augen gesehen? . . . Ist er unwillig, gereizt geworden? . . . Es wäre also gut, wenn du deine Gefühle geduldig überprüfst, und wenn du Zweifel hast, bitte um einen neuen Termin, das ist nicht unverschämt . . . Wenn du Mühe hast, klare Gedanken zu fassen, versuche es schriftlich . . . Du bist ein freier Vertragspartner, selbst wenn du meinst, die Not zwinge dich zum raschen Zugreifen . . . Hast du ihm eine einzige skeptische Frage stellen können? . . . Hast du also spüren können, ob er Zweifel, Kritik, Zögern ertragen kann?

Hast du dich wirklich verstanden gefühlt, etwas Neues über dich erfahren? Bist du einem taktvollen Menschen begegnet, der dich respektiert? Hast du für das Verstehen, für das Zuhören seelisch bezahlen müssen? Was ist dir gut, was ist dir merkwürdig vorgekommen? Fühlst du dich zu einem Arrangement gedrängt, das dir so recht nicht paßt? War seine Haltung natürlich oder verkrampft? Offen oder befangen? Auf dich hin eingestellt oder einfach routiniert? Hast du wirklich das sagen können, was du wolltest? Konntest du deine eigenen Gedanke und Gefühle festhalten?[14]

Wenn Sie also mit einem »unguten Gefühl« nach einem Erstgespräch einen Therapeuten, eine Therapeutin oder einen Arzt verlassen, sollten Sie ruhig noch andere Adressen aufsuchen. Lassen Sie sich nicht von langen Wartezeiten zu einer schnellen Zusage drängen. Denn eine schlechte Therapie richtet mehr Schaden an als keine Therapie.

Wenn Sie schon sehr lange unter schweren Depressionen leiden, über längere Zeit hinweg Medikamente dagegen einnehmen und glauben, ohne diese Medikamente nicht mehr auskommen zu können, und wenn Sie das Gefühl haben, daß Ihr behandelnder Arzt Ihnen schon gar nicht mehr zuhört, dann sollten Sie sich einmal in einer der im Anhang aufgeführten Kliniken beraten lassen. Eine stationäre Behandlung ist keine Endstation oder Kapitulation, wie vielleicht viele denken, sondern kann durchaus einen Neuanfang bedeuten.

»Wegen Depressionen muß man nicht in die Klinik« oder: Das Konzept Depressionsstation

Die Gruppe ist vollzählig: Drei Männer und vier Frauen sitzen im Kreis, mitten unter ihnen der Therapeut. »Wie geht es Ihnen heute morgen?« eröffnet er die Gruppensitzung und bekommt zunächst nur ein Schweigen als Antwort. Doch schließlich sagt eine junge Frau, die Hände fest zwischen die Knie gezwängt, als müsse sie sich selbst vor heftigen Bewegungen schützen: »Mir geht es heute gar nicht gut. Mir geht es schon lange nicht gut. Ich vernachlässige mich. Das größte Problem für mich bin ich selbst.« Während sie spricht, schaut sie vor sich auf den Boden, sitzt völlig unbeweglich.

»Ich habe schlecht geschlafen heute nacht. Mir geht es nicht gut«, sagt nun der Mann neben ihr und versinkt danach sofort wieder in Schweigen. Eine ältere Frau fängt leise zu weinen an und bringt schließlich mühsam hervor: »Ich bin nun schon zum dritten Mal hier. Ich bin so verzweifelt. Ich bin eine richtige Niete.«

Scheinbar gleichgültig und unbeeindruckt hören die Gruppenmitglieder einander zu. Kein Wort, keine Geste des Trostes. Doch der äußere Eindruck täuscht: Sie sind alles andere als gleichgültig. Sie wissen, wovon der andere spricht, sie haben alle eine Erfahrung gemeinsam – die Depression.

Die Gruppenmitglieder sind Patienten der Depressionsstation des Psychiatrischen Landeskrankenhauses Ravensburg-Weißenau, der ältesten Einrichtung dieser Art in der Bundesrepublik. Inzwischen gibt es eine ganze Reihe dieser Stationen, und auch an psychosomatischen Kliniken wird mit einem ähnlichen Konzept gearbeitet.

Etwa 15 Prozent aller Depressiven gelten als chronisch krank, und von diesen wiederum müssen zwischen 10 und 15 Prozent ein- oder mehrmals in ihrem Leben stationär behandelt werden. Die sogenannte »chronische Depression« unterscheidet sich von der akuten durch die Krankheitsdauer, den Schweregrad und Krankheitsverlauf und den Krankheitsbeginn.[1] Meist erkranken die Betroffenen schon in frühen Jahren, oder eine Depression bleibt nach einer akuten Phase über Jahre hinweg bestehen. Die Symptome einer chronischen Depression sind sehr viel stärker ausgeprägt als bei akuten Depressionsphasen.

Menschen, die reaktiv depressiv sind, also zum Beispiel nach dem Tod eines Angehörigen, nach der Trennung vom Partner oder anderen belastenden Ereignissen erkranken, sind in der Regel kein Fall für die Klinik.

Der Diplom-Psychologe Wolfgang Kopittke, Therapeut auf der Ravensburger Depressionsstation, schildert am Beispiel der Familie D., wie sich eine Depression entwickeln und das Leben einer ganzen Familie beeinträchtigen kann:

Seit über neun Jahren befindet sich Frau D. wegen ihrer immer wieder auftretenden depressiven Krisen in ständiger ambulanter bzw. stationärer Behandlung. Ihre Angehörigen berichten, sie seien eine Familie, die es noch nie leicht gehabt habe: Zunächst habe die lange Pflegebedürftigkeit der Mutter von Frau D. alle in Atem gehalten; kurz nach deren Tod vor 17 Jahren seien dann Schwierigkeiten mit dem Sohn aufgetreten; doch auch dies habe man durchgestanden. Die in diesen Jahren bereits zeitweilig auftretenden Migräneanfälle mit einhergehenden Rückzugstendenzen von Frau D. seien immer relativ rasch abgeklungen. Nach einer dreiwöchigen Urlaubsreise nach Florida zu ihrer Schwester, bei der sie einen im Vergleich zu ihnen fast paradiesischen Lebensstil kennenlernte, habe Frau D. – nach Hause zurückgekehrt – schlagartig nicht mehr schlafen können; zunehmende Unruhe habe sie in der Wohnung hin und her laufen lassen, das Interesse an vielen früheren ablenkenden Aktivitäten habe nachgelassen, eine nicht klar erfaßbare Ängstlichkeit sei aufgetreten, so daß sie den Hausarzt aufsuchte, der Frau D. wegen der Migräneanfälle mit Beruhigungsmedikamenten behandelt habe.

Nach kurzer Besserung seien die gleichen Schwierigkeiten in viel krasserer Ausprägung erneut aufgetreten, ihre innere und äußere Unruhe, das Verfallen in dumpfes Grübeln, das häufige Weinen und Klagen sowie Äußern von Selbstmordgedanken hätten zunehmend alle in der Familie hilflos gemacht. Die daraufhin erfolgte erste Einweisung in eine psychiatrische Klinik sei von allen wie ein Eingeständnis erlebt worden, es nicht gemeinsam geschafft zu haben. – Seit dieser Zeit hätten sich intensive ambulante und stationäre Behandlungen abgewechselt, die immer länger wurden, der letzte Aufenthalt fast sechs Monate ...

Die zahlreichen Kontakte zu Ärzten oder sonstigen Therapeuten seien enttäuschend gewesen; auf die Frage, wie man sich anders verhalten könne, habe man nur vage Antworten erhalten, so daß die Familie sich weitgehend allein gelassen gefühlt habe. Unterschiedlichste Medikamente in verschiedensten Kombinationen und Dosierungen seien ausprobiert worden; eine Änderung sei allenfalls kurzfristig aufgetreten, rasch habe sich der alte Zustand wieder eingestellt. Nach dem fast halbjährigen stationären Aufenthalt sei Frau D. in einer beinahe ähnlich schlechten Verfassung nach Hause entlassen worden, in der sie aufgenommen worden sei ...[2]

Die meisten Patienten, die auf eine Depressionsstation kommen, haben ähnliche Leidensgeschichten vorzuweisen. Viele sind bereits monate- oder gar jahrelang depressiv, und nicht wenige sehen in der Klinikeinweisung eine Endstation. Erst langsam begreifen sie dann meist, daß der Klinikaufenthalt eine Zäsur sein kann, ein Neuanfang. Vorausgesetzt, sie akzeptieren die Depression als eine Krankheit – was vielen schwerfällt, denn: »Man sieht ja nichts.«

Notwendig erschien die Einrichtung von Depressionsstationen, weil depressive Patienten in den Landeskrankenhäusern neben anderen psychischen Störungsbildern kaum auffielen. Depressive liefen immer Gefahr, von den Ärzten oder dem Pflegepersonal nicht genügend beachtet zu werden, denn Depression ist – anders als Suchterkrankungen oder Schizophrenie – eine »stille« Krankheit. Dr. Manfred Wolfersdorf, Leiter der ersten Depressionsstation in der Bundesrepublik am Landeskrankenhaus Ravensburg-Weißenau, ist deshalb zusammen mit seinen Kollegen überzeugt davon:

1. *daß es für Depressive* gut *ist, wenn sie zusammengefaßt auf einer Station sind – also ein eher moralisch-humanistisches Argument,*
2. *daß es therapeutisch* sinnvoll *ist, weil man für eine gesamte Station ein umfassendes Therapiekonzept entwickeln kann . . ., wobei Patienten gegenseitig als Modell, als Aktivatoren im Rahmen eines gruppendynamischen Mitnahme-Effektes und als Vermittler stellvertretender Hoffnung wirken können,*
3. *daß eine relativ homogene Gruppe auch* günstigere *Therapie- und Forschungsbedingungen bietet.*[3]

Die Mitarbeiter auf einer Depressionsstation, Ärzte, Therapeuten und auch das Pflegepersonal, sind auf die besondere Struktur der Depression eingestellt. Sie arbeiten alle nach einem »psychotherapeutischen Basiskonzept«, das auf die Bedürfnisse Depressiver abgestimmt ist. Dieses Konzept verlangt von den Betreuern die Schaffung einer emotionalen Atmosphäre, in der der Patient sich akzeptiert und angenommen fühlen kann. Nähe zum Patienten soll hergestellt, Distanz abgebaut werden. Dazu gehört, daß jeder Patient von Anfang an in die Station integriert wird: Er bekommt eine sogenannte »Bezugsperson« – das kann ein Mitglied des Pflegepersonals, aber auch ein Patient sein, der schon länger auf der Station ist –, die von Beginn seines Aufenthaltes an für ihn »zuständig« ist.

Neben dieser besonderen therapeutischen Haltung wird jedoch auch Wert auf »Aktivierung« gelegt. Gruppen- und Einzeltherapie gehören ebenso zur Behandlung wie sportliche oder künstlerische Betätigung, Entspannungstherapie oder sozialtherapeutische Gruppen, in denen angstbesetzte oder verlernte soziale Fähigkeiten wieder neu erworben werden können.

Hilfreich ist für die Patienten dabei, daß alle auf der Station das gleiche Problem haben. Es wirkt sich durchaus nicht depressionsverstärkend aus, wenn Depressive acht Wochen lang – das ist die durchschnittliche Aufenthaltsdauer – unter sich sind. Im Gegenteil: Die Ähnlichkeit der Erfahrungen schafft ein starkes Zusammengehörigkeitsgefühl und die Möglichkeit, endlich über alles ungeschützt sprechen zu können. Das Unverständnis und die Hilflosigkeit, mit der Angehörige, Kollegen oder Freunde auf depressive Menschen reagieren, müssen auf der Depressionsstation nicht ausgehalten werden. Hier werden Depressive in ihrem Erleben ernst genommen.

»Man muß warten, bis es vorbeigeht« oder: Wie man sich selbst helfen kann

Um von vornherein kein Mißverständnis aufkommen zu lassen: Wer in einer schweren depressiven Phase steckt, hat kaum eine Möglichkeit, sich selbst, ohne Hilfe von außen, aus der Depression zu befreien. Und auch leichte depressive Verstimmungen können, solange sie akut sind, einen Menschen völlig lähmen. Wenn also von Selbsthilfe die Rede ist, dann darf das keineswegs mit Ratschlägen nach dem Motto: »Lenk dich einfach ab«, »Grübel nicht so viel« oder »Gönn dir mal was Schönes« verwechselt werden. Selbsthilfe kann sich immer nur auf die depressionsfreien Zeiten beziehen, in denen die Düsternis nicht völlig von einem Menschen Besitz ergriffen hat. Gerade diese Zeiten aber bieten eine Chance, sich selbst etwas gegen die Depression »abzupolstern«. Sicherlich wird man sich nicht selbst heilen können, aber man kann sich mit relativ einfachen Hilfsmitteln nach und nach so etwas wie eine »dickere Haut« zulegen, die langfristig hilft, der Depression nicht mehr nur passiv ausgeliefert zu sein. Auch Psychologen und Mediziner sind inzwischen davon überzeugt, daß selbst in einem psychisch schwer kranken Menschen noch Selbstheilungskräfte schlummern, die, wenn sie geweckt werden, die psychotherapeutische und medikamentöse Behandlung erheblich unterstützen können. So gilt das Augenmerk der Experten zunehmend diesem »Gesundheitswissen«, das jeder Mensch hat, das allerdings durch das medizinische Expertentum lange Zeit in Vergessenheit geraten war.

Danach gefragt, was ihnen hilft, wenn sie depressiv sind, gaben in einer Untersuchung 900 depressive Frauen ganz unterschiedliche Antworten.[1] Als besonders unterstützend empfanden die Frauen Gespräche mit verständnisvollen Menschen. Für ebenfalls wichtig hielten sie es, sich selbst über ihre Gefühle und ihre Lebenssituation klarzuwerden und nach den Ursachen der Depression zu forschen. Aktivitäten, Hobbys, Sich-Zurückziehen, Weinen, die Gefühle aufschreiben, Schlafen und auch Sport sind weitere Möglichkeiten, die den Frauen halfen, aus der Depression herauszukommen.

Eine ganze Reihe psychologischer Untersuchungen hat inzwischen bestätigt, daß körperliche Aktivität, vor allem Joggen, antidepressive Wirkungen haben kann.[2] In einigen Kliniken ist das regelmäßige Laufen inzwischen zum festen Bestandteil des Therapieplans geworden, und auch niedergelassene Therapeuten fordern immer häufiger ihre depressiven Klienten zu einem gemeinsamen Waldlauf auf. Sie haben erkannt, daß körperliche Aktivität nicht nur dem Körper, sondern auch der Seele guttut. »Durch ein regelmäßiges Bewegungstraining kommt es zu größerer Entspannung der Muskeln, Normalisierung der Atmung, besserer Durchblutung des Körpers und zu einer verminderten Erregung des sympathischen Nervensystems. Opiatähnliche Stoffe, Endorphine, werden vermehrt im Körper freigesetzt; sie wirken antidepressiv, hellen die Stimmung auf und vermindern Schmerzen ohne Nebenwirkungen«, schreibt der Psychologie-Professor und Psychotherapeut Reinhard Tausch. Wie viele andere ist auch er davon überzeugt, daß ein Lauftraining bei neurotischen Depressionen ebenso erfolgreich sein kann wie eine psychotherapeutische Behandlung[3]. Ob die Lauftherapie auch bei endogenen Depressionen helfen kann, ist umstritten. Manche Psychiater sehen dies als Quälerei an, denn es ist ja gerade ein Symptom schwerer Depressionen, nicht aktiv sein zu können – selbst wenn man wollte. Doch richtig eingesetzt, können Joggingprogramme auch schwer Depressive nach und nach wieder in Bewegung bringen. Der erste Schritt – im wahrsten Sinn des Wortes – kann da schon zum Erfolgserlebnis werden, das die Aktivität weiter fördert. Hilfreich ist dabei für den depressiven Menschen, wenn er bei seiner körperlichen Aktivität richtig angeleitet und begleitet wird. Wer für sich alleine ausprobieren will, ob ihm Laufen (oder auch eine andere Betätigung) guttut, sollte dies in einer Zeit versuchen, in der es ihm besser geht. Regelmäßigkeit und Ausdauer sind dabei wichtiger als Höchstleistungen. Um nicht gleich nach dem ersten Versuch alles frustriert aufzugeben, ist es ratsam, sich gründlich vorzubereiten. Inzwischen gibt es auf dem Buchmarkt gute Ratgeberliteratur, die über richtiges Laufen oder sinnvolle körperliche Aktivität informiert.[4] Und natürlich sollte vor dem Start mit dem behandelnden Arzt die individuelle Belastbarkeit abgeklärt werden.

Eine ganz andere Möglichkeit, ohne Experten und teure Therapien sich selbst in depressiven Phasen zu helfen, bieten Selbsthilfegruppen. In der Bundesrepublik gibt es fast 300 dieser Gruppen, die sich – analog zu den bekannteren Anonymen Alkoholikern – *Emotions Anonymous* (Selbsthilfegruppen für emotionale Gesundheit) nennen und nach ähnlichem Konzept arbeiten. Teilnehmen kann jeder, der in irgendeiner Weise psychische Probleme hat. Jeder, der kommt, bleibt anonym, die Teilnahme ist kostenlos. Für viele Menschen sind EA-Gruppen zum festen Bestandteil ihres Lebens geworden. Hier können sie über alles, was sie bewegt, sprechen, hier werden sie verstanden. Die Gruppe hat die Funktion, in Krisenzeiten zu stützen, aber sie analysiert und therapiert nicht. »Die ersten Male habe ich dagesessen und nur geheult«, berichtet ein Teilnehmer, »aber dann habe ich gemerkt, daß in jedem Problem, von dem da berichtet wurde, auch etwas von mir steckt. Und wenn Leute erzählt haben, wie sie ihre Schwierigkeiten wieder auf die Reihe gekriegt haben, dann hat mir das auch geholfen.«

Allerdings gibt es im EA-Konzept auch einen Punkt, der vielleicht nicht von jedem akzeptiert werden kann: Wesentlicher Teil des Programms ist die Spiritualität. So heißt es unter anderem im 12-Schritte-Programm:

»Wir haben Gott, uns selbst und einem anderen Menschen die genaue Art unserer Verfehlungen eingestanden.«

»Durch Gebet und Besinnung haben wir versucht, unsere bewußte Verbindung zu Gott, wie wir Ihn verstanden, zu verbessern, und haben um die Erkenntnis dessen gebeten, was Er mit uns will, und um die Kraft, dies zu tun.«[5]

Wer sich seinen Glauben bewahrt hat oder wer »Gott« nicht unbedingt mit kirchlichen Dogmen in Zusammenhang bringt, wird sich an diesen Regeln nicht stören. Grundsätzlich prägen die Teilnehmer die Gruppe, und so muß jeder selbst prüfen, ob er sich in diesen Gruppen wohl und aufgehoben fühlen kann.

Wenig hilfreich bei schweren endogenen Depressionen, doch bei psychoreaktiv-neurotischen Formen wie auch zur Vorbeugung sehr geeignet sind alle Arten von Entspannung. Wenn eine Entspannungsmethode wirklich beherrscht und regelmäßig angewandt wird, dann kann sie so manche beginnende Depression stoppen oder zumindest in ihrer Wucht abschwächen. Neben autogenem Training, Muskelentspannung, Atemübungen oder ähnlichem sind vor allem Hatha-Yoga-Übungen wirkungsvoll. Wie Reinhard Tausch feststellt, konnte die positive Wirkung von Entspannung immer wieder in Untersuchungen nachgewiesen werden[6].

Hatha-Yoga-Übungen, so schreibt er, »sind sehr sanfte, sehr langsame Übungen, die niemals über die Schmerzgrenze hinausgehen; geeignet für jedes Alter. Warum sind sie so wirksam? Einmal werden durch die sehr langsamen Übungen unsere Muskeln gedehnt. Das bedeutet bessere Durchblutung und damit Ernährung von Zellen . . . Ferner: Durch die langsamen Bewegungen normalisiert sich unser Atem. Durch Angst und Erregung verändert sich unser Atem, und häufig behalten wir diese Veränderung, ohne es zu wissen, bei. Normalisieren wir unseren Atem, dann ist eine sehr bedeutsame Folge, daß zugleich über das Atemzentrum sich unsere Gefühle verändern, beruhigen. Sodann: Wenn sich unsere gesamte Körpermuskulatur entspannt, dann fühlen wir uns auch seelisch entspannter, gelassener, weniger gereizt.«

Eine weitere Form der Selbsthilfe stellt das Schreiben dar. Viele Menschen haben in ihrer Jugend ein Tagebuch geführt, und manche erinnern sich vielleicht auch noch, welch große Bedeutung das tägliche Schreiben für sie hatte. Schreiben ist eine Art Selbstgespräch und kann ähnlich entlastend und klärend wirken wie ein Gespräch mit einem Freund.

Wer seine Gedanken und Gefühle zu Papier bringt, kann verhindern, von der Depression überflutet zu werden, und kann die Gefühle, die mit dem depressiven Zustand verbunden sind, aufdecken. Dazu ist es sinnvoll, das Schreiben etwas zu strukturieren und sich vor allem folgende vier Bereiche genauer anzusehen:

– *Wahrnehmen, was ist:* Was spüren Sie, was sehen Sie, was hören Sie? Rast Ihr Herz, haben Sie Bauchschmerzen, laufen Ihnen die Tränen über das Gesicht, oder fühlen Sie sich ganz taub und gefühllos?
– *Gefühle aufspüren:* In einem zweiten Schritt sollten Sie dann versuchen herauszufinden, was das, was Sie an sich beobachten können, für Sie bedeutet. Welche Gefühle kommen in Ihnen hoch, wenn Sie realisieren, was mit Ihnen vor sich geht? Sind Sie wütend auf sich, weil Sie wieder so niedergeschlagen sind? Denken Sie, das würde nie ein Ende nehmen? Fürchten Sie, Ihren Verpflichtungen nicht mehr nachkommen zu können?
– *Hinterfragen:* Wenn Sie sich über Ihre Empfindungen klargeworden sind, dann können Sie beginnen, Ihre Gefühle und die Situation zu hinterfragen: Warum geht es Ihnen jetzt wieder so schlecht? Wem nützt es, wenn Sie sich so elend fühlen? Was ist geschehen, bevor Sie depressiv wurden? Was meinen Sie, haben Sie falsch gemacht?
– *Bedürfnisse feststellen:* Wenn Sie wirklich ehrlich zu sich sind und nicht selbst Zensur üben, dann können Sie in einem letzten Schritt herausfinden, was Ihre wirklichen Bedürfnisse sind. Im Idealfall können Sie dann formulieren, was Sie brauchen und was Sie auf gar keinen Fall wollen, weil es Ihnen schadet. Der Schweizer Primärtherapeut J. Konrad Stettbacher, der diese vier Schritte entwickelt hat, verdeutlicht dieses Vorgehen am Beispiel einer jungen Frau, Ruth, die sich schriftlich mit ihren Gefühlen auseinandersetzt:

Im ersten Schritt *beschreibt Ruth die Situation wie folgt: »Gestern fühlte ich mich durch die Anwesenheit eines Kollegen in meinem Raum derart aufgewühlt ... Ich weiß nicht genau, was mich in Deiner Gegenwart durcheinanderbringt. Wenn Du da bist, tritt alles andere in den Hintergrund. Jede meiner Bewegungen tue ich unter Kontrolle, ich fühle mich beobachtet und verwirrt.«*

Der Übergang zum zweiten Schritt ist fließend: *»Ständig fühle ich mich gezwungen, Dir zu gefallen. Es macht mich so unsicher, nicht mehr frei handeln und denken zu können ... Mein Bedürfnis: Du mußt mich gut finden, mich beachten und gern haben, blokkiert alles andere in mir. Ununterbrochen warte ich auf ein Zeichen von Dir, das mir zeigt, wie groß Dein Interesse an mir ist.«*

Der dritte Schritt beginnt mit den Fragestellungen: *Zum Beispiel: »Was hindert mich daran, Dir meine Sympathie zu zeigen? Weshalb macht mich Deine Gegenwart so unsicher? ... Die Angst, mir eine Blöße zu geben und abgewiesen zu werden, kann ich fast nicht ertragen. Du hast es gut, Du hast jemanden, zu dem Du gehörst. Du hast es nicht unbedingt nötig wie ich, gehalten, geachtet und geliebt zu werden ... Immer mehr fühle ich mich Dir gegenüber wie ein kleines Mädchen, und verhalte mich auch so ... Du schüttelst Deinen Kopf. Was ist denn los mit dir? Bist du das, Papa? Vermißt das kleine Mädchen in mir immer noch Dich? Ist das immer noch mein ungestilltes Verlangen nach meinem Vater, bei dem ich mich anschmiegen kann? ... Bin ich so unsicher geworden, weil ich immer das Gefühl bekommen habe, ich dürfe nicht in Deiner Nähe sein, Du mögest das nicht, Du mögest mich nicht?«*

Schon zeigt sich zwischendurch der vierte Schritt, *indem Ruth sagt: »Ich brauche es von Dir, zu hören und zu spüren, daß Du mich klug, lebhaft und hübsch findest und daß Du stolz auf Deine lebendige Tochter bist ... Wie sehr vermisse ich einen Papa zum Liebhaben, dem ich auch nahekommen darf, der mich streichelt, mit dem ich schmusen und blödeln darf.«*[7]

In dieser verkürzten Fassung einer Selbstanalyse wird deutlich, wie ein scheinbar alltägliches Erlebnis diese junge Frau durcheinanderbringt und in tiefe Verstimmung stürzt. Durch ihr systematisches Vorgehen vermeidet sie den Absturz in die Depression und kommt zugleich langsam den Wurzeln ihrer Unsicherheit auf die Spur.

Die in diesem Kapitel aufgeführten Möglichkeiten, die eigenen Kräfte gegen die Depression zu mobilisieren, müssen im Rahmen dieses Buches zwangsläufig bruchstückhaft bleiben. Depressive Menschen denken möglicherweise: Das klingt ja alles ganz nett, aber ich kann das nicht. Eine verständliche, nachvollziehbare Reaktion, denn ein Merkmal von Depressiven ist es ja gerade, daß sie gerne aktiver wären, aber in der Depression nicht in der Lage dazu sind. Doch auch Depressive können, wenn sie nicht gerade in einer schweren depressiven Phase sind, vorbeugend für sich sorgen und ein Stück Verantwortung für sich selbst übernehmen. Auch ein depressiver Mensch hat Zeiten, in denen er wieder etwas Energie verspürt, in denen es ihm besser geht. Viele lassen diese Phasen ungenutzt verstreichen. Sie sind bereits dankbar, daß sie sich etwas aus den Krallen der Depression befreien konnten, und trauen im Grunde »dem Frieden« nicht. Im Hintergrund lauert die Angst vor dem nächsten depressiven Einbruch, der dann auch sicher kommt, wenn man nicht aktiv gegen diese Angst vorgeht. Welcher Weg dabei der richtige sein kann, das muß jeder und jede selbst für sich entscheiden. Einige Anregungen dazu sollte dieses Kapitel liefern.

TEIL III:

Depression – Der Kranke und die anderen

»Reiß dich zusammen« oder: Warum Depressive nicht wollen können

Einem depressiven Menschen auf die Schulter zu klopfen und zu sagen: »Es wird schon wieder, reiß dich ein bißchen zusammen«, ist vergleichbar widersinnig wie die Aufforderung an einen Diabetiker, sein Körper solle mehr Insulin produzieren. Doch gerade die nächsten Angehörigen, aber auch Freunde, Bekannte oder Kollegen reagieren auf das Verhalten eines Depressiven häufig mit solchen Ratschlägen. Was allerdings durchaus verständlich ist, wenn die Betroffenen nicht vollständig über das Wesen der Depression aufgeklärt worden sind. Depressive wirken auf andere Menschen häufig so, als ob sie sich mit Absicht gehenlassen, als könnten sie mit etwas mehr Willenskraft ihren Zustand durchaus beenden. »Mir wird immer wieder gesagt: Es wird schon alles wieder gut, es kommen auch bessere Zeiten«, sagte Rahel Beglinger. »Dann werde ich meistens still, sage nicht mehr viel.«[1] Ratschläge und Aufforderungen dieser Art gehen an der Wirklichkeit depressiver Menschen völlig vorbei. Sie würden sich durchaus gerne zusammenreißen *wollen* – sie *können* es nur nicht. Gerade das Nicht-wollen-Können ist ein wesentliches Merkmal der Depression. Je mehr man an den Willen appelliert, desto deutlicher wird den Erkrankten, daß sie mit ihrem Willen alleine nichts mehr ausrichten können.

Ebenso falsch wie Durchhalte-Appelle sind Hinweise auf Ablenkung. Vorschläge wie »Geh doch spazieren«, »Schau dir einen Film an«, »Ruf doch jemanden an« legen wiederum nur den Finger auf den »wunden« Punkt:

Der Depressive würde ja wollen, doch er kann die Energie nicht aufbringen, die für all diese Tätigkeiten notwendig wäre.

All die gutgemeinten Ratschläge und Aufforderungen geschehen natürlich in bester Absicht und sind häufig auch ein Zeichen dafür, daß sich die Angehörigen überfordert und hilflos fühlen. Ärzte und Therapeuten versäumen es häufig, die Angehörigen so weit in die Behandlung mit einzubeziehen, daß sie die Reaktionen und Möglichkeiten des Erkrankten richtig einschätzen lernen. Zunehmend wird jedoch erkannt, wie notwendig die Aufklärung und Betreuung der Menschen ist, die mit einem Depressiven zusammenleben. Denn sie sind mit betroffen. Sie benötigen ebenso Hilfe und Unterstützung wie der Depressive; wenn sie diese erhalten, können sie einen erheblichen Beitrag zur Besserung leisten.

Was also kann man Angehörigen und Freunden von Depressiven raten? Der Arzt und Psychologe Manfred Wolfersdorf, Leiter der Depressionsstation am Psychiatrischen Landeskrankenhaus Ravensburg-Weißenau, hat in seiner langjährigen Arbeit mit Angehörigen immer wieder beobachtet, wie nahestehende Menschen mit Depressiven umgehen. Er hat in neun Punkten zusammengestellt, welches Verhalten falsch, welches empfehlenswert ist[2]:

Falsch ist,

1. *eine therapeutische Haltung*
2. *den Depressiven übermäßig zu umsorgen und einzuengen*
3. *den Depressiven mißtrauisch und ängstlich zu überwachen*
4. *auf die Schulter zu klopfen und zu sagen: »Es wird schon wieder«*
5. *aggressiv und ablehnend zu reagieren*
6. *sich mit dem Depressiven zu streiten, wer denn nun recht habe*
7. *sich selbst zu überfordern und zu überschätzen*
8. *dem Depressiven allzuviel Optimismus vorzuspielen, oder umgekehrt, in Hoffnungslosigkeit zu verfallen*
9. *sich von dem depressiven Denken und den Stimmungen des Kranken anstecken und herabziehen zu lassen.*

Richtig ist,

1. *sich nach Möglichkeit einfühlend und verständnisvoll zu verhalten*

2. *dem Depressiven – wie einem körperlich Kranken – Zuwendung zu geben*
3. *Nähe herzustellen, aber auch genügend Distanz zu halten*
4. *Geduld mit sich selbst und dem Kranken zu haben*
5. *Hilfe in Anspruch zu nehmen und zu akzeptieren*
6. *keine falschen Gefühle vorzuspielen. Eigene Aggressionen und Enttäuschungen erkennen, zulassen, aber nicht ausleben*
7. *den Depressiven zu loben, wenn er nichtdepressive Äußerungen macht und sich aktiv verhält*
8. *den Depressiven zu (gemeinsamer) Aktivität auffordern, aber nicht über- oder unterfordern*
9. *den Tag gemeinsam mit dem Depressiven einteilen und planen*

Das sind hohe Anforderungen. So absolut, wie sie hier stehen, werden sie in der Realität nicht immer zu erfüllen sein. Denn wenn ein Familienangehöriger an Depression erkrankt, dann bedeutet das immer auch grundlegende Veränderungen für die gesamte Familie. Die Gesunden müssen für den Kranken sorgen, aber gleichzeitig sollen die alltäglichen und beruflichen Verpflichtungen nicht vernachlässigt werden. Dies ist eine ungeheure Belastung, die die Angehörigen an den Rand der Erschöpfung treiben kann. Gefühle wie Wut und Aggression dem Kranken gegenüber bleiben dann meist nicht aus. Werden sie ausgelebt, dann folgen Schuldgefühle. Manchmal geraten die Angehörigen selbst in einen depressiven Zustand, weil sie die ständige Niedergeschlagenheit nicht ertragen können oder das Verhalten des Depressiven fehlinterpretieren. Das ist häufig in Paarbeziehungen der Fall, wenn sich der Gesunde vom Kranken im Stich gelassen fühlt.

Der Verlagsangestellte Willy Sommer hat diesen Prozeß bei sich beobachten können:

Als ich noch nicht wußte, daß meine Frau unter Depressionen leidet, habe ich gedacht, daß sie sich von mir zurückziehen will. Denn alle Versuche, diese Wand zu durchbrechen, waren erfolglos. Sie gab nur einsilbige Antworten, war irgendwie abwesend und in Ge-

danken scheinbar ganz woanders. Zunächst versuchte ich mit ganz direkten Fragen wie »Was ist denn los mit dir« oder »Hast du irgendwas gegen mich?« herauszufinden, ob ich durch mein Verhalten Gründe für diesen Rückzug geliefert habe. Mehr und mehr aber empfand ich dann, daß, was immer ich getan haben könnte, es einen solchen Rückzug nicht rechtfertigte. Weil ich ja bereit war, über meinen möglichen Anteil an diesem Rückzug und an dieser Verstimmung zu sprechen, aber im Grunde keine Reaktion erhielt, wurde ich dann von Mal zu Mal wütender. Ich habe ihr Vorwürfe gemacht, zum Beispiel den, daß sie abweisend und gefühlskalt sei. Was den Effekt hatte, daß sie sich nur noch mehr zurückzog und noch verschlossener wurde. Ich fühlte mich isoliert und geschnitten und habe mich gefragt, ob sie überhaupt noch etwas für mich empfinden kann, oder ob hinter ihrem Verhalten nicht was ganz anders steckt. Hat sie kein Interesse mehr an mir, liebt sie mich nicht mehr? Ich habe mich gekränkt und zurückgewiesen gefühlt, manchmal sogar lästig oder aufdringlich.

Eine Zeitlang habe ich gedacht, sie muß mir doch erklären können, was los ist, warum tut sie es denn nicht? Irgendwann habe ich dann eingesehen, daß Fragen und Zureden überhaupt nichts bringen und eher einen noch stärkeren Rückzug bewirken. Irgendwann habe ich mich dann, um mich nicht selbst so zu quälen, auch zurückgezogen, um mich zu schützen und abzulenken.

Trotzdem kam in mir allmählich die Angst auf, es mit einer regelrechten seelischen Krankheit zu tun zu haben. Ich hatte vor allem davor Angst, daß diese Zustände zunehmen würden und allmählich unsere Liebe und unsere Partnerschaft zerstören könnten. Morgens aufzuwachen und mit jemandem konfrontiert zu sein, der tieftraurig und niedergeschlagen ist, macht einen selbst nicht gerade fröhlich. Die Gedanken beginnen immer mehr um dieses Problem zu kreisen, und allmählich erfaßt einen die Angst, daß man selbst in diesen Sog von Traurigkeit, Hoffnungslosigkeit und Niedergeschlagenheit hineingezogen wird.

Nicht selten schämen sich Angehörige aber auch, daß ausgerechnet in ihrer Familie eine psychische Krankheit vorkommt.

Oftmals suchen sie die Schuld bei sich – oder in der Familiengeschichte – und versuchen die »Schande« vor Nachbarn, Kollegen und Freunden geheimzuhalten. So hat beispielsweise Erika Schönfelder jahrelang die Depression ihres Mannes als »Herzkrankheit« ausgegeben, um bei den Nachbarn nicht »ins Gerede« zu kommen. Durch diese Lüge hat sie sich jedoch auf Dauer so isoliert, daß sie unter der Pflegebelastung schließlich zusammenbrach und selbst Hilfe benötigte.

Über Jahre hinweg mußte ich mich um alles kümmern. Ob es der Haushalt war, die Kindererziehung, und einen Beruf hatte ich ja auch noch. Das Schlimmste aber war, daß ich niemanden mehr zu mir nach Hause einlud. Mit der Zeit fanden die Bekannten das natürlich komisch. Denn warum soll ein Herzkranker keinen Besuch ertragen können? In Wirklichkeit hätte ich es nicht ertragen, daß sie ihn in so einem Zustand sehen: so lethargisch. Er hätte doch mit denen gar nicht reden wollen und können. So haben sich dann fast alle von mir zurückgezogen. Und dann, letzten Sommer, konnte ich dann nicht mehr. Ich habe richtige Haßtiraden auf meinen Mann losgelassen, ich habe getobt und geschrien – und dann nur noch geweint. Der Arzt meint, das wäre ein handfester Nervenzusammenbruch gewesen.

Wenn Angehörige nicht über die Art der Erkrankung aufgeklärt werden, geraten sie in einen Teufelskreis, der schließlich in der totalen Erschöpfung enden muß. Das Beispiel einer Familie, in der die Mutter an Depression erkrankt war, zeigt dies deutlich: Jeden Morgen bemühten sich ihr Ehemann und die Kinder ganz besonders um sie. Sie redeten ihr gut zu, aus dem Bett aufzustehen, sich zu waschen und etwas zu frühstücken. Doch je mehr sie auf sie einredeten und sie zu motivieren versuchten, desto energieloser und ablehnender verhielt sich die Mutter. Im Laufe des Tages besserte sich dann ihre Verfassung, was für manche Depressionen typisch ist: Am Morgen ist es am schlimmsten, tagsüber kommt es zu einer Stimmungsaufhellung, und am besten fühlen sich die Kranken am Abend. So auch diese Mutter. Wenn sie abends mit der Familie zusammen aß, fühlten sich Kinder und Ehemann in ihren Bemühungen und Anstrengungen bestätigt. Doch wenn am nächsten Morgen wieder alles beim alten war, war die Enttäuschung groß. Wieder strengten sie sich ungeheuer an, auf die Mutter einzugehen, wieder schienen sie Erfolg zu haben – und wieder war alle Hoffnung am nächsten Tag zunichte. Wut, Aggression und grenzenlose Erschöpfung bleiben nicht aus, wenn die Angehörigen in der Pflege depressiver Menschen allein gelassen werden.

Jeder behandelnde Arzt, Psychotherapeut oder Psychologe sollte daher immer auch die Angehörigen in den Behandlungsplan mit einbeziehen. Tut er das nicht von sich aus, dann sollten die Angehörigen das von ihm verlangen. Auf den »Depressionsstationen« gehört die Arbeit mit den Angehörigen längst zum Konzept. Diese Kliniken bieten sogenannte »Angehörigen-Gruppen« an, in denen Informationen über die Depression und den richtigen Umgang mit den Erkrankten gegeben werden, in denen die Angehörigen aber auch lernen, aus lauter Rücksicht auf den Kranken sich selbst nicht aus den Augen zu verlieren.

Wenn der Depressive ambulant behandelt wird, dann ist es für die Angehörigen hilfreich, sich mit anderen Betroffenen in Selbsthilfegruppen zusammenzutun (Adressen auf S. 141 ff.). Denn die Haltung »Ich schaffe das schon allein« ist für Angehörige ebenso falsch wie für die an Depression Erkrankten.

»Man kann es ihnen nicht recht machen« oder: Die Beziehungen depressiver Menschen

Depressive Menschen dürften eigentlich keine einsamen Menschen sein – immer wieder wird in der Literatur auf die »besondere Beziehungsfähigkeit« Depressiver hingewiesen, und es werden ihnen äußerst positive Eigenschaften zugeschrieben. Depressive, so heißt es, seien gewissenhaft, pflichtbewußt, solidarisch, treu, hilfsbereit, einfühlsam, sie seien bereit zum Mit-Leiden mit anderen, würden sich immer verantwortlich fühlen, Aggression sei ihnen fremd, und sie seien ständig in Gefahr, sich überfordern zu lassen.

Doch trotz dieser »positiven« Eigenschaften zieht sich die Einsamkeit wie ein roter Faden durch das Leben depressiver Menschen. Wie ist diese Diskrepanz zu erklären?

Sosehr sie sich auch um andere kümmern mögen, Depressive bekommen meist nicht annähernd die Zuwendung, die sie sich wünschen.

Selbst wenn liebende, wohlwollende Menschen um sie herum sind, gibt ihnen das nicht genügend Sicherheit. Denn ihre Erwartungen an die anderen sind, bedingt durch die frühkindlichen Entbehrungen, so groß, daß sie selbst von einem sehr liebenden Menschen nicht erfüllt werden können.

Der Psychiater Raymond Battegay schreibt: »Der Depressive bleibt, auch wenn viele ihn aufmerksam umgeben, stets ein Einsamer und Isolierter, da er deren Nähe nur verspüren könnte, wenn sie sich ihm dauerhaft total (fusionär) gäben. Er befindet sich oft in der Situation eines Menschen, der Helfende nahe sieht, sich aber durch eine Glaswand von ihnen getrennt weiß, er kann die Unmittelbarkeit des Da- und Miteinanderseins nicht erleben, da er nur bei einem totalen Einssein mit dem anderen solches erfahren könnte.«[1] Erlebt ein Mensch immer wieder, daß die gewünschte Nähe zu Menschen nicht erreicht werden kann, oder muß er ständig Erfahrungen sammeln, die die Schmerzen seiner Kindheit neu spürbar machen, wird er sich immer mehr zurückziehen, sich ungeliebt und auch nicht liebenswert finden. Sein Selbstwertgefühl und sein Selbstbewußtsein, die ohnehin nicht besonders stark ausgeprägt sind, werden immer geringer.

Denn die Liebe, die depressive Menschen im Grunde suchen – die frühe, bedingungslose Liebe der Eltern –, können sie als Erwachsene niemals bei einem anderen finden. Sosehr sie sich auch um andere kümmern und sich selbst mit ihren Bedürfnissen in den Hintergrund stellen, immer bleibt das Gefühl, ungeliebt und minderwertig zu sein. Da die Zuwendung des anderen so lebenswichtig erscheint, wagen es depressive Menschen kaum, Kritik zu üben oder sich gegen Zumutungen anderer zu wehren. Besonders fatal wirkt sich das in Paarbeziehungen aus: Aus Angst vor Liebesverlust paßt sich der Depressive ganz dem Partner an, ordnet seine Bedürfnisse den Bedürfnissen des anderen unter – und wird so nicht selten zum Gefangenen einer Beziehung, die seine Depression nur fördert. Der Psychoanalytiker P. C. Kuiper beschreibt die Lähmung, die depressive Frauen oder Männer in ihren Partnerschaften oder auch in Beziehung zu anderen Menschen häufig erleben:

Ebensowenig wie ein Säugling sich von der Mutter losmachen kann, ist der depressive Patient fähig, sich von einer frustrierenden Figur zu befreien, an die er gebunden ist ... Wir können unserer Betrachtung mehr Konturen geben, wenn wir die depressiven Erscheinungen mit den Reaktionen gesünderer Menschen vergleichen. Was tut ein gesunder Mensch? ... Wenn jemand ... durch eine geliebte Person enttäuscht oder geärgert wird ... Jemand, der gesund ist, wird dann böse, dabei schreibt er nicht alle Schuld sich selber zu, sondern kann sehen, wo der andere gefehlt hat. Es gibt Situationen, in denen man das Böse-Sein äußern kann, und diese Äußerung ist dann zugleich ein Appell an den anderen, sein Verhalten zu ändern. Stellt sich heraus, daß der Appell an den anderen vergeblich ist, weil er uns quälen will, dann müssen wir den anderen loslassen können . . . Das Abbrechen einer Bindung setzt Erwachsensein voraus, infantile Gebundenheit kann man nicht brechen. Erwachsensein bedeutet hier insbesondere, über Aggression verfügen zu können, über einen gesunden Selbsterhaltungstrieb, das Gefühl, auf eigenen Beinen stehen zu können . . .[2]

Frauen sind, wie gezeigt, von Depressionen doppelt so häufig betroffen als Männer. Und es sind vor allem Frauen, die – oft bis zur Selbstverleugnung – in für sie unbefriedigenden Beziehungen verharren oder sich und ihr Leben ganz in den Dienst eines anderen Menschen stellen. Daß das Buch von Robin Norwood »Wenn Frauen zu sehr lieben« ein Bestseller werden konnte, ist eine indirekte Bestätigung für den Zusammenhang zwischen weiblicher Depression und Partnerwahl. Frauen, die »zu sehr lieben«, haben, wie Norwood in ihrer therapeutischen Praxis immer wieder beobachten konnte, typische Erfahrungen und typische Merkmale – Merkmale, die nicht nur »typisch für Frauen, die zu sehr lieben«, sondern grundsätzliche typisch für depressive Menschen sind:

1. *Im typischen Fall stammen Sie aus einem gestörten Elternhaus, in dem Ihren emotionalen Bedürfnissen nicht entsprochen wurde.*
2. *Sie haben selbst wenig Fürsorglichkeit erfahren und versuchen nun, dieses ungestillte Bedürfnis ersatzweise zu befriedigen, indem Sie besonders fürsorglich sind, vor allem Männern gegenüber, die in gewisser Hinsicht als hilfsbedürftig erscheinen.*
3. *Weil es Ihnen nicht gelang, die liebevolle, zärtliche Zuwendung, nach der Sie sich gesehnt haben, von Ihrem Vater und/oder Ihrer Mutter zu bekommen, reagieren Sie unbewußt auf den vertrauten Typus »emotional nicht zugänglicher Mann«, den Sie wieder durch Ihre Liebe zu ändern versuchen.*
4. *Weil Sie so große Angst davor haben, verlassen zu werden, würden Sie alles tun, um zu verhindern, daß eine Beziehung auseinanderbricht.*

5. *Beinahe nichts macht Ihnen zuviel Mühe, nimmt zuviel Zeit in Anspruch und ist Ihnen zu teuer, wenn es dem Mann »helfen« kann, mit dem Sie zusammen sind.*
6. *Mangel an Liebe in persönlichen Beziehungen ist Ihnen so vertraut, daß Sie willens sind, zu warten, zu hoffen und sich noch mehr darum zu bemühen, dem anderen zu gefallen.*
7. *Sie sind bereit, in jeder Ihrer Beziehungen weitaus mehr als die Hälfte der Verantwortung und Schuld zu übernehmen.*
8. *Der Grad Ihrer Selbstachtung ist alarmierend niedrig, und im Innersten glauben Sie nicht, daß Sie es verdienen, glücklich zu sein. Vielmehr glauben Sie, Sie müßten sich das Recht verdienen, das Leben zu genießen.*
9. *Sie haben das verzweifelte Bedürfnis, Ihren Partner und generell Ihre Beziehungen zu kontrollieren, weil Sie in Ihrer Kindheit wenig Sicherheit erlebt haben. Ihre Bemühungen, Menschen und Situationen unter Kontrolle zu bringen, maskieren sie als »Hilfsbereitschaft«.*
10. *In einer Beziehung stehen Sie mehr in Verbindung mit dem Traum davon, wie es sein könnte, als mit Ihrer realen Situation.*
11. *Sie sind abhängig von Männern und seelischem Schmerz.*
12. *Möglicherweise sind Sie psychisch und auch physiologisch anfällig dafür, von Drogen, Alkohol und/oder bestimmten Nahrungsmitteln abhängig zu werden.*
13. *Indem Sie sich zu Menschen hingezogen fühlen, deren Probleme ungeteilte Aufmerksamkeit verlangen, oder sich in Situationen verstricken, die chaotisch, unsicher und Ihrer seelischen Verfassung abträglich sind, vermeiden Sie es, sich auf Ihre Verantwortung Ihnen selbst gegenüber zu konzentrieren.*[3]

Es gehört zu einer der bitteren Entdeckungen der Psychoanalyse, daß wir dazu neigen, unsere frühen Erfahrungen ständig zu wiederholen. Auch die negativen und schmerzhaften – immer in der Hoffnung, es diesmal besser zu machen. Wenn wir in unserer Kindheit bestimmte Machtmittel unserer Eltern erleiden und erdulden mußten, wählen wir mit großer Wahrscheinlichkeit in späteren Beziehungen wieder Menschen aus, die diese Machtmittel einsetzen. Ein Gefühl der Vertrautheit stellt sich ein, wenn wir Menschen treffen, die sich so verhalten wie unsere Eltern oder andere uns nahestehende Menschen oder die äußere Ähnlichkeiten mit diesen haben. Wir sind uns dabei nicht bewußt, ob uns diese Menschen an etwas Gutes oder an etwas Negatives erinnern – Hauptsache, sie haben etwas Vertrautes an sich.

Der amerikanische Therapeut Howard M. Halpern beschreibt mit Hilfe eines Witzes, wie wir an die Erfahrungen unserer Kindheit gebunden sind:

Es gibt einen Witz über Myron, als er in die Armee kam. Er hatte noch nie etwas gegessen, das nicht von seiner Mutter zubereitet worden war. Sie ließ ihn weder bei Freunden essen (»woher weißt du, wie sauber ihre Küche ist?«) noch im Restaurant (»woher willst du wissen, was sie in das Essen tun?«). Er hatte also bisher in seinem Leben nur die mütterlichen Kochkünste kennengelernt. Und sein Leben lang litt Myron unter Sodbrennen. Nach einigen Tagen in der Armee sah man Myron zur Krankenstation rennen mit der Hand auf dem Magen und voller Entsetzen in den Augen: »Schnell«, schrie er, »einen Arzt. Ich sterbe, das Feuer ist ausgegangen.«[4]

Wie in vielen Witzen, meint Howard M. Halpern, steckt auch in diesem viel Wahrheit: »Wir haben eine ganz bestimmte Art früher Fürsorge kennengelernt, und diese Art – sei sie nun gut oder schlecht – ist uns zutiefst vertraut. Bei dieser Art Fürsorge fühlen wir uns am meisten wie zu Hause, und wir glauben, wir bräuchten gerade diese Art zum Überleben, um das ›Feuer am Brennen‹ zu halten.«

Depressive haben in ihrer Kindheit im wesentlichen drei Erziehungsmethoden über sich ergehen lassen müssen, wie der britische Psychotherapeut Toni Lake beschreibt[5]: *Erdrücken* (»Wenn du das noch einmal tust, werde ich weggehen und niemals wiederkommen«), *Ignorieren* (»Geh auf dein Zimmer und komme erst wieder, wenn du dich entschuldigst«) oder *Retten* (»Komm nicht so spät, sonst mache ich mir Sorgen«). Wer von seinen Eltern unterdrückt, ignoriert oder als »Retter« mißbraucht worden ist, wird Partner und Freunde haben, die sich ähnlich verhalten. Statt dagegen zu protestieren und sich zu wehren, reagiert der Erwachsene, wie er es schon als Kind getan hat: einfühlend, verständnisvoll, sich selbst zurücknehmend, hilfsbereit und aufopfernd und wird doch nie das dafür bekommen, was er sich im Grunde seines Herzens von seiner Aufopferung erhofft: unbedingte Zuwendung und Liebe.

Die Geschichte der 28jährigen Computerfachfrau Sylvia ist ein Beispiel für derartige Wiederholungen: Sie war ein typisches »braves Kind«. Niemals war sie ungezogen oder aggressiv. Ihr Bruder dagegen war genau das Gegenteil: frech, aufmüpfig und ungehorsam. Er wurde ihr immer als negatives Beispiel hingestellt. Wenn doch mal etwas nicht zur Zufriedenheit der Mutter lief, dann wurde Sylvia gedroht: »Du wirst wie dein Bruder« (was bedeutete: dann liebe ich dich nicht mehr), oder: »Es ist zum Davonlaufen mit dir. Nun kann ich mich auch nicht mehr auf dich verlassen. Am liebsten würde ich auf und davon gehen.« Für das kleine Mädchen waren das fast lebensbedrohende Äußerungen, die ihre Wirkung nicht verfehlten: Nun bemühte sie sich noch mehr, ihre Mutter zufriedenzustellen.

Heute lebt Sylvia mit einem Mann zusammen, der ihretwegen seine Familie verlassen, aber sich noch nicht endgültig von der Familie getrennt hat. Einer Scheidung weicht er mit dem Hinweis auf die Verantwortung, die er für Frau und Kind habe, aus, und obwohl er bei Sylvia lebt, hat er nicht mehr als seine Kleidung aus der gemeinsamen Wohnung mit seiner Frau mitgebracht. Er kann jederzeit zurück – und er hält Sylvia damit in Schach. Sie versucht zwar, ihn zu verstehen und ihm keine Vorwürfe zu machen, doch die Situation ist für sie manchmal unerträglich. Will sie mit ihm darüber sprechen oder zeigt sie ihm ihre Traurigkeit, dann reagiert er wütend und vorwurfsvoll. »Er sagt dann immer, er hätte schon mit seiner Frau genug Ärger, er könnte nicht auch noch von mir Szenen aushalten«, erzählt Sylvia und kann dabei nur schwer ihre Kränkung, aber auch ihre Ängste verbergen. Denn nicht nur der ständige Vergleich mit der Ehefrau ist schwer zu ertragen, hinzu kommt noch die permanente Drohung ihres Freundes: »Wenn du mich nicht so akzeptierst, wie ich bin, dann kann ich ja gehen.« Und es ist nicht nur einmal vorgekommen, daß er bereits anfing, seine Koffer zu packen. Die Botschaft ist ähnlich der, die Sylvia von ihrer Mutter empfangen und verinnerlicht hat: »Verhältst du dich nicht so, wie ich es wünsche, dann verlasse ich dich.«

Sylvia ist also weniger eine Frau, die zu sehr liebt, als vielmehr ein Mensch, der bereits sehr früh gelernt hat, daß er nur geliebt wird, wenn er zur vollständigen Anpassung bereit ist. Nicht das »zu sehr lieben« ist das Problem; frühere Erfahrungen haben einem Menschen die eigenen Bedürfnisse »gestohlen« und zu einer depressiven Entwicklung geführt.

Die Beschreibung, die Robin Norwood von dem Beziehungsverhalten von Frauen, »die zu sehr lieben«, gibt, ist eine Beschreibung, die wohl auf alle Depressiven – ob männlichen oder weiblichen Geschlechts – zutrifft. Da Frauen doppelt so häufig von Depression betroffen sind als Männer, fühlen sie sich von Norwoods Buch natürlich auch eher angesprochen. Doch auch ein depressiver Mann wird sich in den 13 Punkten wiederfinden. Ein Beispiel dafür ist Wolfgang Herrmann. Der 32jährige Journalist wurde von seinem Hausarzt an eine Therapeutin überwiesen, weil er ihm stark selbstmordgefährdet schien. Seit vier Jahren hatte er eine Beziehung zu einer verheirateten Frau, die sich außerstande sah, sich zwischen ihm und ihrem Mann zu entscheiden. Lange hatte Wolfgang Herrmann gehofft, durch Geduld und aufopfernde Liebe könnte er seiner Freundin die Entscheidung erleichtern. »Doch je länger die Geschichte dauerte, desto mehr fühlte ich mich von ihr ausgenutzt. Wann immer sie wollte, tauchte sie bei mir auf. Manchmal blieb sie nur zehn Minuten, manchmal stundenlang. Ich wußte nie, was sie vorhatte. Sie hatte die völlige Verfügung über meine Zeit. Urlaube und Feiertage verbrachte sie natürlich mit ›ihm‹ – und wehe, ich machte ›Szenen‹, dann kam sie erst mal gar nicht mehr. Eigentlich hätte ich wütend sein müssen, aber ich hatte Angst, sie dann erst recht nicht zu bekommen. So wartete ich auf ihre Anrufe, auf ihre Besuche und war unendlich dankbar, wenn sie es mal schaffte, über Nacht zu bleiben.«

Die Aggression und Wut, die Wolfgang Herrmann im Grunde über das Verhalten seiner Freundin empfand, richtete er gegen sich – er wurde schwer depressiv und sah überhaupt keinen Sinn mehr im Leben. Er verhielt sich nach einem Muster, das er sehr früh lernen mußte. Seine Mutter, die ihn nach ihrer Scheidung allein aufzog, hatte ständig wechselnde Männerbeziehungen. Sie ließ den Jungen abends allein zu Hause, um auszugehen, und »am nächsten Morgen saß dann wieder ein Fremder am Frühstückstisch«, wie sich Wolfgang erinnert. Er wußte nie, woran er war, und er hatte ständig Angst, wenn er sich nicht nach dem Willen der Mutter verhielt, daß sie dann irgendwann einmal von ihren nächtlichen Streifzügen überhaupt nicht mehr heimkäme.

Welche Rolle spielt nun der Partner, welchen Anteil hat er am depressiven Zustand? Allgemeine Aussagen dazu sind natürlich nicht möglich, doch die Forschung hat zwei typische Beziehungsmuster herausarbeiten können, je nachdem, ob der Mann der depressive Erkrankte ist oder die Frau[6]:

– die dominante Frau und der passiv-depressive Mann
– die depressive Frau und der pseudogesunde Mann

Ist der Mann depressiv erkrankt, dann übernimmt häufig seine Frau die aktive, dominante Rolle. Die Schwäche ihres Mannes ermöglicht es ihr, die »Macht« in der Beziehung zu übernehmen. Im anderen Fall, wenn die Frau depressiv ist, stellt sich der Mann oft als gesund und völlig unbelastet dar. Er zeigt wenig Verständnis und Einfühlung für seine Partnerin, für ihn ist klar: Sie ist krank, und er hat damit nichts zu tun. Doch sowohl die »gesunde« Ehefrau wie auch der »gesunde« Ehemann profitieren von der Depression ihrer Partner. Auf diese Weise können sie sich als stark erleben, eigene depressive Anteile verleugnen und dem Partner zuschreiben sowie die Kontrolle über die Situation behalten. Diese Strukturen, die in der Fachsprache

»komplementär« (sich ergänzend) genannt werden, können nicht in allen, aber doch in sehr vielen Beziehungen, in denen einer der Partner an Depression leidet, festgestellt werden.

Für die Behandlung ist es wichtig, mit zu berücksichtigen, in welchen Beziehungsstrukturen ein depressiver Mensch lebt. Nicht selten sind es gerade diese Strukturen, die eine Depression begünstigen, verfestigen oder gar auslösen können. Im Idealfall sollte der Partner oder die Partnerin in die Therapie mit einbezogen werden. Wenn das nicht möglich ist, dann muß mit dem Depressiven alleine an dieser Problematik gearbeitet werden. Was sich im Einzelfall als sehr schwierig herausstellen kann, denn oftmals haben sich die Paarstrukturen über Jahre hinweg verfestigt, und eine Veränderung macht mehr angst als die Depression selbst.

Das Beispiel eines seit 26 Jahren verheirateten Ehepaares zeigt dies deutlich: Der Mann wurde wegen schwerer Depressionen bereits mit 54 Jahren vorzeitig pensioniert. Jetzt ist er 60, und in all den Jahren hat er im Grunde genommen nichts mehr eigenständig getan. Seine gleichaltrige Frau sorgt für alles: Sie arbeitet als Haushaltshilfe, um seine kleine Rente aufzubessern, umsorgt ihn und ist immer zur Stelle, wenn er sie braucht. Sie hat die Dinge im Griff. Seine Depression aber wurde immer schlimmer, so schlimm, daß er schließlich in eine psychosomatische Klinik eingewiesen wurde. Dort blühte er in kurzer Zeit auf, sein Zustand besserte sich. Bis seine Frau in die Gesprächspsychotherapie mit einbezogen wurde. Jetzt kam unter anderem ihre dominante Rolle zur Sprache, ihr Anteil an der Verschlechterung der Depression. Sie aber wehrte sich und fühlte sich in ihrer Fürsorge für ihren Mann völlig mißverstanden. Jedesmal nach den Sitzungen redete sie auf ihren Mann ein, während er immer stiller wurde. Am Ende war alles wie gehabt. Er hatte Angst, die Zuwendung und Fürsorge seiner Frau zu verlieren, und hatte gar kein Interesse daran, den Zusammenhang zwischen seiner Depression und ihrem Verhalten aufzudecken. Auf der anderen Seite hätte auch sie sich völlig umstellen und ändern müssen, hätte sie wirklich eingesehen, wie sehr sie ihren

Mann hilflos und abhängig halten mußte, um sich selbst als mächtig erleben zu können.

Es wäre also zu vereinfachend, würde man allein dem depressiv Erkrankten den »Schwarzen Peter« für bestimmte Beziehungsstrukturen zuschieben: Depressive können natürlich für ihre Partner und Familien eine große Belastung und Verunsicherung darstellen und durch ihr übergroßes Bedürfnis nach Zuwendung und Liebe ihre Mitmenschen erschöpfen. Doch der nichtdepressive Teil profitiert meist auch seinerseits vom Depressiven: Dessen bedingungslose Zuneigung und Aufopferung ist nicht nur lästig, sondern auch beruhigend; und dessen Schwäche ermöglicht es dem anderen, sich stark und mächtig zu fühlen.

»Wer von Selbstmord redet, bringt sich nicht um« oder: Jeder Depressive ist gefährdet

In der Bundesrepublik sehen jährlich zwischen 13 000 und 14 000 Menschen im Suizid den letzten Ausweg aus Krisen, Einsamkeit und Hoffnungslosigkeit. Das sind 55 Prozent mehr Menschen, als durch Verkehrsunfälle ums Leben kommen. Oder anders ausgedrückt: Alle 40 Minuten stirbt in Deutschland (Zahlen für die alte Bundesrepublik) ein Mensch durch seine eigene Hand, etwa alle fünf Minuten geschieht ein Selbstmordversuch. Die Zahl der Selbsttötungs*versuche* kann nur geschätzt werden, wobei die Angaben zwischen 70 000 und 250 000 Fällen jährlich schwanken. Es wäre falsch zu behaupten, all diese verzweifelten Menschen seien depressiv. Aber richtig ist sicher, daß viele depressive Menschen Selbstmord begehen. Der Neurologe Richard M. Restak schätzt, daß die überwältigende Mehrheit der Jugendlichen und Erwachsenen, die Selbstmordversuche unternehmen, an Depression leidet. Und das sind seiner Ansicht nach 60 bis 80 Prozent aller Selbstmordversuche oder Selbsttötungen.[1]

Jeder depressive Mensch hat wahrscheinlich mehr oder weniger starke Todeswünsche, und jeder dritte Patient einer Depressionsstation kommt nach einem Suizidversuch in die Klinik oder hat in seiner kurz- bis mittelfristigen Lebensgeschichte einen Selbstmordversuch begangen. Ungefähr 15 Prozent der Patienten haben konkrete Suizidgedanken, und weitere 40 Prozent dachten schon mal ganz allgemein daran, sich das Leben zu nehmen.[2] Depression kann also eine Krankheit zum Tode sein, wie der Psychiater Manfred Wolfersdorf schreibt.[3] Von vielen wird die Selbsttötung als letzter Ausweg aus einer unerträglichen Situation gesehen. Sie haben die

Hoffnung aufgegeben, jemals wieder ein Leben ohne die Depression leben zu können.

»Ich sehne den Tod herbei, er erscheint mir als die einzige Lösung, die Er-Lösung. Der Tod, er ist kein höhnisch lachender Sensenmann. In unendlicher Sanftheit wird er mich einhüllen, mich bergen«, beschreibt Rahel Beglinger ihre Verfassung vor ihrem Selbstmordversuch. »Die Gedanken kreisen nur noch um den Tod. Ich bin so unendlich müde, todmüde, das Leben hat mich erschöpft, es verlangt ein Zuviel an Leid, Schmerz, Angst und Bedrohung.«[4]

Selten können Betroffene ihre Gedanken so klar mitteilen, und oftmals erkennt ihre Umgebung nicht die Gefahr, in der sie sich befinden. So schreibt Rahel Beglinger: »Die Depression ist auch deshalb so furchtbar, weil man kein äußeres Zeichen, keine Wunde, keine Narbe, kein Geschwür vorweisen kann, weil man so lange nach innen blutet oder innerlich ausbrennt, bis man tot ist.«[5]

Immer aber gibt es Zeichen, daß ein Mensch an Selbstmord denkt, und diese Zeichen sollten als Hilferuf ernst genommen werden. 70 bis 80 Prozent der Menschen, die einen Selbstmordversuch begangen haben, waren kurz vorher bei ihrem Hausarzt wegen irgendwelcher diffuser Beschwerden. Und auch den Angehörigen gegenüber machen sie meist Andeutungen, die diese aufhorchen lassen sollten. Typische Äußerungen von Menschen, die an Selbstmord denken, sind unter anderem[6]:

»Wenn ich nicht mehr schaffen kann, tauge ich nichts mehr, und es ist das beste, ich tu' mich weg.«

»Mich mag sowieso keiner, ich bin ja keinem etwas wert, ich bin nichts wert. Das beste ist, ich bringe mich um.«

»Es wäre das beste für meine Familie, wenn es mich nicht mehr gäbe. Ich bin doch nur eine Last, und das wird nicht besser. Dann kann mein Mann eine neue Frau nehmen, und für die Kinder ist gesorgt.«

Alarmiert sollte jeder aufhorchen, wenn sich depressive Menschen in ihrer Phantasie mit dem Selbstmord oder einer bestimmten Selbstmord-Methode beschäftigen. Ein weiteres Signal sieht der Neurologe Richard M. Restak in der Hoffnungslosigkeit, in die Depressive versinken: »Sehr große Hoffnungslosigkeit ist ein sicheres Zeichen dafür, daß ein Mensch selbstmordgefährdet ist – und wenn ein Selbstmordversuch mißlingt, er es wahrscheinlich wieder versuchen wird.«[7]

Allen philosophischen Erörterungen zum Trotz, die den Freitod als letzte Wahlmöglichkeit des Menschen verherrlichen: Die Mehrheit der Menschen, die sich selbst töten wollen, will leben. Sie sehen nur deshalb oft im Selbstmord den letzten Ausweg, weil ihnen das Leben in der Depression so unerträglich ist. Sie fliehen nicht das Leben an sich, sondern den Zustand, in dem sie sich befinden.

Der näheren Umgebung eines depressiven Menschen kommt daher große Verantwortung zu. Sie sollte sehr sensibel auf Äußerungen wie die oben genannten reagieren, und sie sollte immer damit rechnen, daß »es« passieren kann. Denn Suizidalität gehört zur Depression. Wichtig ist, sich von falschen Vorstellungen über den Suizid zu lösen:

Falsches und Richtiges über den Selbstmord

Falsch: Wer vom Selbstmord redet, wird ihn nicht begehen.
Richtig: Acht von zehn Selbstmördern haben vorher unmißverständlich über ihre Absichten gesprochen.

Falsch: Selbstmord geschieht ohne Vorzeichen.
Richtig: Menschen, die sich selbst töten wollen, geben vorher deutliche Signale.

Falsch: Wer sich selbst töten will, will auf keinen Fall mehr leben.
Richtig: Der Selbsttötungsversuch ist meist ein Hilferuf an die Mitmenschen. Er soll zeigen: Ich will zwar leben, aber nicht so.

Falsch: Wenn sich nach einer Selbstmordkrise eine Besserung zeigt, dann gibt es keine Gefahr mehr.

Richtig: Die meisten Selbstmorde geschehen in den drei Monaten nach beginnender »Besserung«, wenn ein Mensch die Energie gewonnen hat, den Selbstmord auszuführen. Das ist manchmal der Fall, wenn ein Depressiver mit Hilfe von Medikamenten aus seiner völligen Erstarrung herausgeholt worden ist. Vor der Behandlung hätte er nicht die Kraft und Energie gehabt, sich selbst zu töten.

Falsch: Die Neigung, Selbstmord zu begehen, ist erblich.

Richtig: Die Neigung, Selbstmord zu begehen, ist nicht erblich.

Was aber, wenn die nahe Umgebung eines Suizidgefährdeten seine Botschaften nicht erkennt oder nicht angemessen reagieren kann? Jeder Mensch, der glaubt, keinen anderen Ausweg als den Selbstmord zu haben, sollte sich nicht um die letzte Chance bringen, sein Leben *selbst* zu retten. Über die Bundesrepublik verteilt gibt es Beratungsstellen, die fachkundige Hilfe in solch kritischen Lebenssituationen anbieten (Adressen im Anhang). Auf Wunsch wird dort auch anonyme Beratung angeboten, und es wird versucht, individuelle Lösungsmöglichkeiten zu finden.

Depression – Eine Erfahrung, die zum Leben gehört?

Die Depression ist eine tückische Krankheit: Ihre Ursachen sind so vielfältig, daß es im Einzelfall oft schwerfällt, sie ausfindig zu machen. Sie überfällt einen Menschen »aus heiterem Himmel« oder begleitet ihn sein Leben lang. So manche Depression verläuft in manisch-depressiven Phasen, die meisten Betroffenen aber leiden »nur« an depressiven Verstimmungen; die Manie bleibt ihnen erspart. Die Helfer fühlen sich angesichts dieser Krankheit oft hilflos und tarnen diese Hilflosigkeit, indem sie so tun, als gäbe es eine eindeutige Antwort auf die Herausforderung Depression.

Die Depression hat viele Gesichter, doch gemeinsam ist allen Betroffenen: Sie leiden an der Gegenwart. Für Menschen, die mit einem Depressiven leben, ist dieses Leiden oft schwer nachvollziehbar. Sicherlich, man trauert um einen Menschen, den man verloren hat, man ist niedergeschlagen, wenn man Pläne nicht verwirklichen kann, oder hat Tage, an denen einem alles zuviel wird. Aber die pessimistische Einstellung, die Depressive dem Leben gegenüber haben, ist aus der Sicht ihrer Umwelt oft völlig grundlos. Ist sie das wirklich? Kann es nicht sein, daß depressive Menschen die Welt realistischer einschätzen als nichtdepressive? Reagieren sie eventuell nur sensibler auf Ungerechtigkeit und Lüge? Sind sie vielleicht sogar eine Art Seismograph einer Gesellschaft, der aufzeigt, daß etwas nicht in Ordnung ist? Daß diese Überlegungen nicht völlig an den Haaren herbeigezogen sind, zeigen Untersuchungen, nach denen Depressive die Wirklichkeit durchweg realistischer einschätzen, als dies nichtdepressive Menschen tun.[1] Sie haben weniger Illusionen, sie machen sich nichts vor, und sie wissen sehr genau, wieviel Einfluß sie auf ihr Leben haben.

Der Sozialpsychologe Martin E. P. Seligman hat mit seiner Theorie der erlernten Hilflosigkeit nachweisen können, daß depressive Menschen sich hilflos fühlen und glauben, keine Kontrolle über eine Situation zu haben. Diese Hilflosigkeit, so meint Seligman, wird verallgemeinert, und die eigenen Möglichkeiten sowie die Menschen rundherum werden dann negativer eingeschätzt, als sie es sind. Empirische Untersuchungen liefern

Anhaltspunkte dafür, daß Depressive tatsächlich eine negativere Weltsicht haben, doch – und das paßt nicht ganz in das Konzept der erlernten Hilflosigkeit – sie haben durchaus Grund zu ihrem Pessimismus.

In einer Studie der University of Pennsylvania wurde folgendes Experiment durchgeführt: Eine Gruppe von Versuchspersonen konnte selbst bestimmen, wann sie ein Licht ein- oder ausschaltete. Eine andere Gruppe hatte keinerlei Kontrolle über das Licht: Manchmal ging es an, wenn sie einen Knopf drückten, dann wieder nicht. Alle Versuchspersonen sollten schätzten, wieviel Kontrolle sie über das Licht tatsächlich hatten. Dabei stellte sich heraus: Die Versuchspersonen, die vorher mit Hilfe eines Tests als »depressiv« erkannt worden waren, schätzten ihre Kontrollmöglichkeit sehr realistisch ein; die Nichtdepressiven schätzten zwar richtig, wenn sie tatsächlich das Licht ein- und ausschalten konnten, sie überschätzten ihre Möglichkeit in der Versuchsbedingung aber drastisch, in der sie in Wirklichkeit keinerlei Kontrolle hatten.

Auch in der Beurteilung ihrer Fähigkeiten sind depressive Menschen ehrlicher. Amerikanische Forscher hatten in einer Studie depressive und nichtdepressive Patienten über ein Thema diskutieren lassen. Danach sollten alle Teilnehmer beurteilen, wie ihr eigener Redebeitrag bei den anderen angekommen war. Zusätzlich gaben unabhängige Beobachter ein Votum ab. Dabei schnitten die depressiven Patienten erwartungsgemäß schlechter ab als die nichtdepressiven. Es ist ja ein Merkmal der Depression, daß sie den sozialen Kontakt erschwert. Und das wußten auch die Betroffenen: Sie hielten sich selbst in der Diskussion nicht für sonderlich überzeugend. Die Nichtdepressiven jedoch waren sehr von sich überzeugt: Ihre Selbstbeurteilung fiel deutlich besser aus als die der Beobachtergruppe.

Depressive Menschen, so zeigen Forschungsarbeiten weiter, erinnern sich eher an negative als an positive Ereignisse – und auch hier bestätigen empirische Studien: Die Erinnerung der Depressiven ist nicht ins Negative verzerrt, sondern realistisch.

Diese neueren Forschungsergebnisse der Sozialpsychologie

stehen in krassem Gegensatz zu den Lehren so berühmter Psychologen und Therapeuten wie Erik Erikson, Erich Fromm, Abraham Maslow oder anderen: Sie gingen davon aus, daß psychische Gesundheit von einer realistischen Einschätzung der Wirklichkeit abhängt. Wie es scheint, haben sie sich geirrt: »Akkurate Wahrnehmung der Wirklichkeit ist nicht mehr länger der Eckpfeiler psychischer Gesundheit, und Illusionen sind umgekehrt kein fragwürdiges ›Privileg‹ psychisch gestörter Menschen«, schreibt der Psychologe Heiko Ernst in einer Zusammenschau der Forschungsarbeiten zum Thema. »Im Gegenteil: Illusionen sind in Wirklichkeit der Normalfall, und ihr Verlust könnte ein Anzeichen für den Verlust psychischer und körperlicher Gesundheit sein.«[2]

Zu diesem Ergebnis kommt auch der New Yorker Psychologe Harold Sackeim, der sich gründlich mit dem Phänomen der Selbsttäuschung beschäftigt hat: Menschen, die sich selbst etwas vormachen, die die Realität zu ihren Gunsten verzerren, sind psychisch gesünder als die Ehrlichen.[3] Beispielsweise legte er Versuchspersonen einen Fragebogen vor, in dem sie angeben sollten, ob sie schon einmal an sich gezweifelt oder »schlechte« Gedanken gehabt hätten. Diejenigen, die solche unangenehmen Seiten an sich strikt ableugneten, stellten sich als die psychisch gesündesten heraus. Die anderen, die sich selbst nicht für »die Größten« und Unfehlbarsten hielten, waren auch psychisch anfälliger.

Fast jeder kennt dieses Phänomen aus dem Alltag: Man kann besser Auto fahren als all die anderen, man hat den Durchblick, der dem Kollegen fehlt, man hat die richtige politische Einstellung – und Unglück widerfährt sowieso nur anderen Menschen.

Diese Selbstüberschätzung gelingt uns, so die Sozialpsychologin Shelley Taylor, aus drei Gründen[4]:
- Wir erliegen der Illusion, Kontrolle über unser Leben zu haben, und glauben, auch in Krisenzeiten noch selbst bestimmen zu können.
- Gelingt uns etwas, dann schreiben wir das unserem Konto gut, ein Mißerfolg hat viele Väter.

– Wir erliegen einem unrealistischen Optimismus. Zum Beispiel sind wir davon überzeugt, daß uns niemals ein Autounfall passiert, daß in unserem Land niemals ein Atomkraftwerk einen schweren Störfall haben wird, daß die Zukunft nur Gutes bringt. Dieser unrealistische Optimismus hilft uns, die harte Realität zu beschönigen.

Depressive Menschen machen bei diesen Selbsttäuschungsmanövern nicht mit – selbst wenn sie wollten, sie können es nicht. Sie wissen ganz genau, wieviel Kontrolle sie über ihr Leben haben, sie wissen, wann sie versagt haben, und sie sehen die Dinge, wie sie sind – ohne den rosaroten Filter der positiven Illusionen. Depressiven Menschen scheint ein Schutzschild zu fehlen, der die Härte der Realität von ihnen fernhält. Ob dieser Schutzschild durch biologische Faktoren, Kindheitserlebnisse oder andere widrige Lebensumstände zerstört wurde, erscheint zweitrangig, weil es fraglich ist, ob dieser Schutzschild jemals wieder völlig aufgebaut werden kann – und ob dies überhaupt erstrebenswert ist.

Auch der Psychologe und Wissenschaftsjournalist Daniel Goleman hat festgestellt, daß »Lebenslügen« lebenswichtig sein können, um Schmerzen und unangenehme Wahrnehmungen von uns fernzuhalten. Unsere Psyche hat »schwarze Löcher«, die uns schützendes Vergessen oder Nichtwahrnehmen ermöglichen. »Sie beeinflussen die Aufmerksamkeit vergleichweise wie ein Zauberer, der die Blicke seines Publikums auf eine Stelle lenkt, während er an einer anderen ein wichtiges Requisit verschwinden läßt«, beschreibt Goleman diesen Vorgang.[5]

Mit Hilfe der »schwarzen Löcher« (der Psyche – nicht der Depression) schaffen es unzählige Ehefrauen, die offensichtlichen Anzeichen einer Untreue ihres Mannes nicht wahrzunehmen oder zu »vergessen«, daß er eine Geliebte hat. Die »schwarzen Löcher« helfen uns, Niederlagen und beschämende Ereignisse aus dem Gedächtnis zu verbannen. Sie helfen uns auch, uns eher an positive Erlebnisse zu erinnern und die schmerzhaften auszublenden. Wer hätte sich nicht schon gewundert, daß bestimmte Ereignisse, von denen er vielleicht gedacht hat, er würde sie nicht überleben können, im Laufe der Zeit gar keine Rolle mehr spielen? Die blinden Flecke in unserer Wahrnehmung helfen uns also offensichtlich, besser durchs Leben zu kommen. Auch Henrik Ibsen, der die Fähigkeit des Menschen zur Selbsttäuschung in vielen seiner Werke thematisiert hat, schreibt ihr eine wichtige Funktion zu: »Nimm dem Durchschnittsmenschen seine Lebenslüge, und du hast ihn auch seines Glückes beraubt.«[6] Ein tragisches Beispiel für diese These ist Willie Loman, Hauptfigur in Arthur Millers »Tod eines Handlungsreisenden«. Über Jahrzehnte hinweg gelingt es ihm, sich selbst und seiner Familie den Erfolgreichen und Glücklichen vorzuspielen. Alle Warnzeichen werden ignoriert – und selbst als er längst seinen Job verloren hat, ergeht er sich in Selbsttäuschungen. Am Ende jedoch bricht sein mühsam errichtetes Gebäude aus Lüge und Täuschung zusammen – er sieht keinen anderen Ausweg mehr als den Selbstmord. An dieser Geschichte wird deutlich, wie stabilisierend Lebenslügen sein können, aber auch wie zerstörerisch sie wirken, wenn die Selbsttäuschung nicht mehr möglich ist.

Der Gefahr, sich selbst zu belügen, sind depressive Menschen nicht ausgesetzt. Sie nehmen wahr, was andere gekonnt ausblenden, sie kennen ihre Grenzen und ihre Möglichkeiten – und sie finden keine Tröstung in falschen Schmeicheleien oder abwiegelnden Selbstberuhigungen.

Kranken Depressive also an ihrer Ehrlichkeit und ihrem Realitätssinn? Es klingt absurd, doch wie die verschiedenen Studien zeigen, ist es nicht ganz von der Hand zu weisen. Doch was bedeutet das für die Behandlung? Müssen depressive Menschen zur Selbsttäuschung erzogen werden, damit sie weniger am Leben verzweifeln? Sind dann nicht all jene Therapien schädlich, die gerade in die entgegengesetzte Richtung arbeiten, indem sie Verdrängtes, »Vergessenes« bewußtmachen wollen? In der Familientherapie werden zum Beispiel »Familiengeheimnisse«, die von Generation zu Generation weitergegeben werden, gelüftet und die Familienmitglieder mit der »Wahrheit« konfrontiert. Werden da nicht Menschen ihrer stabilisierenden Lügen beraubt? Nicht selten scheint das der Fall zu sein, wenn zwar nach jahrelangen Therapien das Wissen über die eigene Geschichte zugenommen hat, doch im Grunde noch keine Besserung eingetreten ist. Vielleicht ist bei der Behandlung von Depressionen die Kognitive Therapie von Aaron Beck deshalb so erfolgreich, weil sie den Menschen in Selbsttäuschung schult. Das wäre allerdings nicht die Absicht von Beck gewesen. Er ging ja davon aus, daß depressive Menschen *zu negativ* von sich und der Umwelt denken und daß sie eine realistischere Sicht der Dinge bekommen müssen. Doch ist nicht auch der umgekehrte Fall einleuchtend? Depressive haben eine *zu realistische* Sicht der Dinge und müssen lernen, sich selbst etwas mehr vorzumachen. Keine schöne Vorstellung, daß wir unser Leben nur ertragen können, wenn wir Schönfärberei betreiben. Andererseits: Wenn wir wirklich immer alles im vollsten Ausmaß begreifen würden, wir könnten es nicht verkraften. So wie wir den Fernseher abschalten und die Zeitung beiseite legen können, wenn die Nachrichten zu sehr unter die Haut gehen, wenn wir nicht begreifen wollen, wozu Menschen fähig sind, genauso sind wir in der Lage, auch in unserer näheren Umgebung Bedrohliches auszublenden. Die, die das nicht (mehr) können, werden von der Last der Wahrheit erdrückt. Daß es immer weniger Menschen gelingt, die Augen und Ohren zu verschließen, daß sie immer weniger zur Lüge fähig sind, ist ein Signal. Gibt es inzwischen so viel zu verdrängen, daß die »schwarzen Löcher« unserer Psyche bereits übervoll sind? Wird deshalb so viel über die besorgniserregende Zunahme der Depression diskutiert, weil die, denen die Selbsttäuschung noch gelingt, ahnen, daß auch sie bedroht sind?

Möglicherweise ist das der Grund, warum »die Gesellschaft von Depressiven für ›Normale‹ so schwer erträglich ist«, spekuliert Heiko Ernst. Denn Depressive konfrontieren die anderen mit einer Sicht der Dinge, die diese lieber vermeiden. »Die selbstkritische, pessimistische und triste Ader der Depressiven nervt die anderen, Depression ist ansteckend. Wir wollen nicht ständig daran erinnert werden, daß wir bei weitem nicht so kompetent und beliebt sind, wie uns dies unsere Illusionen glauben machen. Wir wollen in unseren Erinnerungen schwelgen, ohne an Mißerfolge und Niederlagen denken zu müssen. Die Depressiven mögen trauriger, aber klüger sein. Mehr vom Leben haben die anderen, die ein paar Zentimeter über dem Boden der Tatsachen schweben.«[7] Vielleicht stimmt das für das individuelle einzelne Schicksal. Doch wenn man bedenkt, daß sich individuelle Illusionen zu kollektiven Selbsttäuschungen bündeln, wird man zu dem Schluß kommen müssen, daß wir dringend den Realismus depressiver Menschen benötigen. Denn so wie wir uns vormachen, wir seien die Größten und Besten, so machen wir uns auch vor, daß wir unsere Erde schon nicht zerstören werden, daß unsere Kinder auch in Zukunft noch Wälder und saubere Seen vorfinden werden, daß wir den zunehmenden Autoverkehr schon irgendwie verkraften werden. Unsere Illusionen mögen uns vor Krankheit und Depression bewahren, doch wenn wir keine realistischen Pessimisten, keine Menschen mehr unter uns hätten, die an der Gegenwart leiden können, wäre es um unsere Zukunft noch schlechter bestellt. Sie nämlich zeigen uns, daß es um mehr geht als nur um individuelle Zufriedenheit.

Adressen

Selbsthilfegruppen

EA-Kontaktstelle Schweiz
Postfach 228
CH-4016 Basel
0 61/3 13 18 58

Emotions Anonymous (EA)
Kontaktstelle
Hohenheimer Str. 75
7000 Stuttgart
Tel.: 07 11/24 35 33
(Montag–Freitag 17 bis 19 Uhr)

SEKIS
Selbsthilfe Kontakt- und Informationsstelle
Albrecht-Achilles-Str. 65
1000 Berlin 31
0 30/8 92 66 02

Depressionsstationen

Bundesrepublik:

Depressionsstation am Psychiatrischen Landeskrankenhaus Weißenau
Weingartshofer Str. 2
7980 Ravensburg-Weißenau
Tel.: 07 51/6 01-1

Landesklinik Nordschwarzwald
Fachklinik für Psychiatrie und Neurologie
Lützenhardter Hof
7262 Calw-Hirsau
Tel.: 0 70 51/5 86-1

Depressionsstation am Psychiatrischen Landeskrankenhaus Reichenau/Konstanz
Feursteinstr. 55
7752 Reichenau 2
Tel.: 0 75 31/7 01-0

Depressionsstation am Bezirkskrankenhaus Günzburg
Akademisches Krankenhaus der Universität Ulm
Reisensburger Str. 2
8870 Günzburg
Tel.: 0 82 21/96-0

Depressionsstation an der Rheinischen Landesklinik Bedburg-Hau
Schmelenheide 1
4194 Bedburg-Hau
Tel.: 0 28 21/81-1

Schweiz:

Psychiatrische Universitätsklinik
Abteilung Prof. W. Pöldinger
Wilhelm-Klein-Str. 25
CH-4025 Basel
Tel.: 00 41-61-3 25 51 11

Informationen über kognitive Therapie gegen Depressionen gibt in der

Schweiz:

Schweizerische Gesellschaft für Verhaltenstherapie (SGVT)
Postfach 4033
CH-3001 Bern
Tel.: 0 37–41 03 40

in der Bundesrepublik:

Deutsche Gesellschaft für Verhaltenstherapie (DGVT)
Postfach 1343
7400 Tübingen
Tel.: 0 70 71/4 12 11

Berufsverband Deutscher Psychologen (BDP)
Bundesgeschäftsstelle
Heilsbachstraße 22
5300 Bonn 1
Tel.: 02 28/64 07 26

Psychosomatische Kliniken in der Bundesrepublik

Klinikum der Universität Heidelberg
Psychosomatische Klinik
Thibaultstr. 2
6900 Heidelberg
Tel.: 0 62 21/56-1

Städtisches Krankenhaus Esslingen
Psychosomatische Abteilung
Hirschlandstr. 97
7300 Esslingen
Tel.: 07 11/31 03-1

Psychotherapeutische Klinik
Stuttgart-Sonnenberg
Christian-Belser-Str. 79
7000 Stuttgart 1
Tel.: 07 11/68 40 01

Städt. Krankenhaus
München-Bogenhausen
Psychosomatische Abteilung
Englschalkinger Str. 77
8000 München 81
Tel.: 0 89/92 70-0

Psychosomatische Klinik
Windach Ammersee KG
Schützenstr. 16
8911 Windach
Tel.: 0 81 93/7 20

Klinik Roseneck
Krankenhaus für Psychosomatik
Am Roseneck 6
8210 Prien a. Chiemsee
Tel.: 0 80 51/6 01-0

Rheinklinik für psychosomatische Medizin
Luisenstr. 3
5340 Bad Honnef

Psychosomatische Klinik
Schlodderdicher Weg 23a
5060 Bergisch Gladbach 2
Tel.: 0 22 02/5 20 01

Psychosomatische Fachklinik
Kurbrunnenstr. 12
6702 Bad Dürkheim
Tel.: 0 63 22/6 03-0

Fachklinik
Bad Pyrmont
Bombergallee 10
3280 Bad Pyrmont
Tel.: 0 52 81/6 19-0

Klinik Berus
Zentrum für Psychosomatik und Verhaltensmedizin
Oraniastr. 55
6636 Überherrn-Berus
Tel.: 0 68 36/39-0

Hilfe für Selbstmordgefährdete

Informationen über regionale Stellen geben alle Telefonseelsorge-Einrichtungen sowie die:
Deutsche Gesellschaft für Suizidprävention, Hilfe in Lebenskrisen
Böblinger Str. 24
7000 Stuttgart 1
Tel.: 07 11/6 40 59 44

Anmerkungen

Einleitung: »Depression ist nur ein Modethema« oder: Warum Depressionen zunehmen

1 *Miller, A.:* Zeitkurven. Ein Leben, S. Fischer Verlag, Frankfurt a. M. 1987, S. 613
2 *Seligman, M. E. P.:* Pessimisten küßt man nicht. Optimismus kann man lernen, Droemer Knaur Verlag, München 1991, S. 25
3 *Kielholz, P.:* Depressionen und Antidepressiva, in: Deutsche Apotheker Zeitung, Nr. 20, 1986, S. 1019 ff.
4 *Gillett, R.:* Depression, Otto Maier Verlag, Ravensburg 1988, S. 11
5 *Dilling, H., S. Weyerer, R. Castell:* Psychische Erkrankungen in der Bevölkerung, Stuttgart 1984
Weyerer, S.: Epidemiologie psychischer Störungen, in: V. Faust (Hrsg.), Lehrbuch der Psychiatrie, Walter de Gruyter Verlag, Berlin-New York 1988
6 Newsweek, 4. 5. 1987, S. 42; Pressedienst des Bundesgesundheitsamtes, 15/1990
7 *Kielholz, P.:* »Die Depression ist ein Selbstheilungsmechanismus«, Interview in: Psychologie heute, 1/1988, S. 29
8 *Wunderli, J.:* Und innen die große Leere. Die narzißtische Depression und ihre Therapie, Kreuz Verlag, Zürich 1989, S. 88
9 *Hesse, J., H. Ch. Schrader:* Auf einmal nicht mehr weiter wissen, Fischer Verlag, Frankfurt 1988; Hesse, J.: »Wir sind Anwälte der Realität«, Interview in: Psychologie heute, 11/1990, S. 42
10 *Nunner-Winkler, G.:* Das Ich im Lebenslauf, in: Psychologie heute, 12/1988, S. 60
11 *Poth, Ch.:* Unser täglich Frust. Mein progressiver Alltag, rororo, Reinbek 1975, S. 24
12 *Seligman, M. E. P.:* a.a.O., S. 363

I. Depression – Was ist das eigentlich?

1. Kapitel: »Das ist doch keine Krankheit« oder: Wer ist wirklich depressiv?

1 *Faust, V., G. Hole* (Hrsg.): Depressionen. Hippokrates Verlag, Stuttgart 1983, zit. nach: M. G. Wolfersdorf, G. Witznick: Therapie mit Antidepressiva, G. Fischer Verlag, Stuttgart-New York 1985, S. 6
2 *Seligman, M. E. P.:* Pessimisten küßt man nicht. Optimismus kann man lernen, Droemer Knaur Verlag, München 1991, S. 82 ff.
3 *Beglinger, R.:* Depression, Pro Mente Sana, Lausanne-Weinfelden 1990
4 *Kielholz, P.:* Depression und Antidepressiva, in: Deutsche Apotheker Zeitung, Nr. 20, 1986, S. 1019
5 Testfragen aus: *W. Obermair, K. D. Stoll, K. Rickels,* Test zur Erfassung der Schwere einer Depression, Beltz Test, Weinheim 1983
6 Self, 11/1990, S. 204
7 *Beglinger, R.:* Tonbandmitschnitt einer Tagung der Gesellschaft Pro Mente Sana zum Thema »Depression« in Basel am 19. 9. 1990

2. Kapitel: »Das liegt an den Hormonen« oder: Warum Frauen häufiger an Depression erkranken als Männer

1 *Gillett, R.:* Depression, Otto Maier Verlag, Ravensburg 1988, S. 57
2 *Lewis, J. W.:* Premenstrual Syndrome as a Criminal Defense, in: Archives of Sexual Behavior, Vol. 19, Nr. 5, 1990, S. 405 ff.
3 *Minker, M.:* Hormone und Psyche, Kunstmann Verlag, München 1990, S. 93
4 *Martin, E.:* Die Frau im Körper, Campus Verlag, Frankfurt a. M. 1989, S. 155
5 *Hecht, H.:* Geschlechtstypische Risikofaktoren der Depressivität, S. Roderer Verlag, Regensburg 1990, S. 83 ff.
6 *Minker, M.:* a.a.O., S. 99
7 *Chodorow, N.:* Das Erbe der Mütter, Verlag Frauenoffensive, München 1985, S. 131 ff.
8 *Balint, E.:* On Being Empty of Oneself, in: International Journal of Psycho-Analysis, 44, Nr. 4, 1963, zit. n. N. Chodorow, a.a.O., S. 133
9 *Hammer, S.:* Töchter und Mütter. Über die Schwierigkeiten einer Beziehung, S. Fischer Verlag, Frankfurt 1978

10 In seiner Studie »Geschlechtstypische Unterschiede in der Verarbeitung von Alltagsbelastungen« (1991) konnte der Bielefelder Sozialforscher Professor Klaus Hurrelmann deutliche Unterschiede im Befinden von Mädchen und Jungen feststellen: In einem Zeitraum von vier Jahren befragten er und seine Kollegen 1700 Mädchen und Jungen im Alter zwischen 12 und 14 Jahren. Ergebnis: Häufiger als Jungen reagieren Mädchen auf Alltagsstreß mit psychosomatischen und körperlichen Beschwerden. Die Unterschiede in Zahlen: 27 Prozent der Mädchen, aber nur 14 Prozent der Jungen leiden häufig unter Kopfschmerzen; über Nervosität klagen 21 Prozent der Mädchen, 11 Prozent der Jungen; mit Schlaflosigkeit zu kämpfen haben 12 Prozent der Mädchen, 6 Prozent der Jungen; 23 Prozent der Mädchen geben an, öfter traurig zu sein, aber nur 8 Prozent der Jungen; 44 Prozent der Mädchen, aber nur 27 Prozent der Jungen fühlen sich unwichtig und überflüssig. Von ähnlichen Ergebnissen berichtet auch die International Herald Tribune v. 10. 1. 1991: Untersuchungen der American Association of University Women an amerikanischen Jugendlichen bestätigen die psychisch größere Anfälligkeit der Mädchen.

11 *Seligman, M. E. P.:* a.a.O., S. 114

12 *Teegen, F., M. Grund, M. Praetorius, M. Wirth:* Depression bei Frauen: Erleben, Erklärungsversuche, Lösungsstrategien, in: Zeitschrift für Klinische Psychologie, Heft 4, 1991, S. 301 ff.

13 *Nolen-Hoeksema, S.:* Sex Differences in Depression, Stanford, Stanford University Press, 1990, zit. n. Seligman, M., a.a.O.

3. Kapitel: »Depression ist Depression. Da gibt es keine Unterschiede« oder: Warum werden Menschen depressiv?

1 *Burton, R.:* Anatomie der Melancholie, Artemis Verlag, Zürich-München 1988, S. 152 ff.

2 *Widlöcher, D.:* Die Depression, Piper Verlag, München-Zürich 1983, S. 9,10

3 *Rostak, R. M.:* The Mind, Bantam Books New York 1988, S. 170 (eigene Übersetzung)

4 *Restak, R. M.,* a.a.O., S. 176 f.

5 *Restak, R. M.,* a.a.O., S. 178 f.

6 *Snyder, S. H.:* Chemie der Psyche, Spektrum der Wissenschaft Verlag, Heidelberg 1988, S. 114

7 *Hunziker, E., G. Mazzola:* Nicht wollen können, in: Psychologie heute, 1/1991, S. 30

8 New Scientist, 27. 10. 1990, S. 23
9 *Hunziker, E., G. Mazzola,* a.a.O., S. 31
10 *Holsboer, F.:* »Alle psychiatrischen Erkrankungen haben eine genetische Grundlage«, Interview in: Psychologie heute, 8/1990, S. 60
11 *Petty, R., T. Sensky:* Depression. Treating the Whole Person, Unwin, London 1987, S. 90 f.
12 *Widlöcher, D.:* a.a.O., S. 191 f.
13 *Seligman, M. E. P.:* a.a.O., S. 78
14 z. B. *Brown, G. W. u. a.:* Die Kausalbeziehung zwischen lebensverändernden Ereignissen und psychischen Störungen, in: Katschnig, Sozialer Streß und psychische Erkrankung, München 1980; Paykel, E. S.: Life Events und Early Environment, in: Paykel, E. S. (Hrsg.), Handbook of Affective Disorders, Guilford Press, New York 1982
15 *Kielholz, P., W. Pöldinger, C. Adams:* Masked Depression, Deutscher Ärzte Verlag, Köln-Lövenich 1982, S. 22
Eine Statistik der Psychiatrischen Universitäts-Klinik in Basel ergab folgende Verteilung: Probleme in der Ehe, im Liebesleben, Untreue oder Alkoholprobleme gaben 75 Prozent der Frauen und 40 Prozent der Männer an; Einsamkeit, Isolation, Scheidung als Auslöser der Depression nannten 70 Prozent der Frauen und 20 Prozent der Männer. Arbeitsbelastung, schlechtes Arbeitsklima oder Arbeitslosigkeit waren für 60 Prozent der Männer und 30 Prozent der Frauen Ursache ihrer Erkrankung; finanzielle Probleme gaben 40 Prozent der Männer und 20 Prozent der Frauen an. Und 20 Prozent der Männer und Frauen mußten vor ihrer Erkrankung den Tod eines nahestehenden Menschen oder einer schwere Erkrankung eines Familienmitgliedes erleben.
16 *Brown, G. W., T. Harris:* Social origins of depression. A study of psychiatric disorders in women, Tavistock, London 1978
17 *Justice, B.:* Critical Events in Life und the Emergence of Illness, Vortrag auf dem Kongreß »Mensch – Medizin – Gesellschaft«, 10.–14. 9. 1990 in Hannover
18 *Pennebaker, J.:* Opening Up. The Healing Power of Confiding in Others. New York 1990
19 *Justice, B.:* a.a.O.
20 *Seligman, M. E. P.:* Erlernte Hilflosigkeit, Psychologie Verlags Union, München-Weinheim 1986
21 *Seligman, M. E. P.:* Pessimisten küßt man nicht, Droemer Knaur 1991, S. 94 f.
22 *Beck, A. T.:* Kognitive Therapie der Depression, Psychologie Verlags Union, München-Weinheim 1986, S. 47
23 *Miller, A.:* Am Anfang war Erziehung, Suhrkamp Verlag, Frankfurt a. M. 1980, S. 21

24 *zit. nach Widlöcher, D.:* a.a.O., S. 197
25 *Winnicott, D. W.:* Reifungsprozesse und fördernde Umwelt, Frankfurt 1988, zit. nach Johnson, St. M.: Charakter-Transformation. Transform Verlag, Oldenburg 1990, S. 35
26 *Miller, A.:* a.a.O., S. 293

II. Depression – Gibt es überhaupt Hilfe?

1. Kapitel: »Nie wieder depressiv« oder: Wann ist eine Therapie erfolgreich?

1 *zit. nach Geue, B.:* Therapieziel Gesundheit, Springer Verlag, Berlin-Heidelberg 1990, S. 4
2 *Weil, A.:* Heilung und Selbstheilung, Beltz Verlag (Psychologie heute-Sachbuch), Weinheim 1988, S. 70 ff.
3 *Meermann, R.:* »Man kommt am Arzt nicht vorbei«, Interview in: Psychologie heute, 3/1991, S. 60
4 Archives of General Psychiatry, Vol. 46, 11/1989

2. Kapitel: »Psychopharmaka sind Teufelszeug« oder: Wann es ohne Medikamente nicht mehr geht

1 *Glaeske, G.:* Psychopharmaka: Zerstörung auf Rezept? in: Psychologie heute, 1/1989, S. 20 ff.
2 *Gordon, B.:* Ich tanze so schnell ich kann, rororo, Reinbek 1988, S. 309
3 Pressemitteilung des Bundesgesundheitsamtes, 15/1990
4 *Finzen, A.:* Medikamentenbehandlung bei psychischen Störungen, Psychiatrie Verlag, Bonn 1987, S. 80, 81
5 *Finzen, A.:* a.a.O.
6 *Faust, V.* (Hrsg.): Antidepressiva und Lithium in der Praxis, Hippokrates Verlag, Stuttgart 1988, S. 81 ff.
7 *Faust, V.:* a.a.O.
8 *Gillett, R.:* Depressionen, Otto Maier Verlag, Ravensburg 1988, S. 153
9 *Faust, V., G. Hole, M. Wolfersdorf:* Therapie der Depressionen, Stein Verlag, Ravensburg 1986, S. 24
10 *Finzen, A.:* a.a.O., S. 94

3. Kapitel: »Jahrelang auf der Couch – und immer noch depressiv« oder: Psychotherapie hilft

1 *Huber, M.:* Therapie hilft, in: Welche Therapie? Psychologie heute-Taschenbuch, Beltz Verlag, Weinheim 1987, S. 7 ff.
2 *Beck, A.:* Kognitive Therapie der Depression, Psychologie Verlags Union, Weinheim-München 1986, S. 279
3 Archives of General Psychiatry, Vol. 46, 11/1989
4 zit. nach *Schwartz, D.:* Die Rational-emotive Therapie: Auf der Suche nach heißen Kognitionen, in: Welche Therapie? a.a.O., S. 92
5 *Seligman, M. E. P.:* a.a.O.
6 *Miller, A.:* Das verbannte Wissen, Suhrkamp Verlag, Frankfurt a. M. 1988, S. 14
7 *Moser, T.:* »Gefühle, von denen die Seele nichts weiß«, Interview in: Psychologie heute, 4/1990, S. 40
8 *Moser, T.:* a.a.O.
9 *Eberwein, W.:* Impulse von innen, Transform Verlag, Oldenburg 1990, S. 143
10 *Eberwein, W.:* a.a.O., S. 35
11 *Eberwein, W.:* a.a.O., S. 21
12 *Glaeske, G., zit. nach Gross, W.:* Tablettengebrauch – Tablettenmißbrauch – Tablettenabhängigkeit, Vortrag auf dem Kongreß des Berufsverbandes Deutscher Psychologen, »Psychotherapie statt Pillen«, Bonn 6. 9. 1990
13 *Giese, E.:* Risiken für die Klienten, in: Das Risiko Therapie, Psychologie heute–Taschenbuch, Beltz Verlag, Weinheim 1989, S. 15 ff.
14 *Moser, T., zit. nach Giese, E.:* a.a.O., S. 75

4. Kapitel: »Wegen Depressionen muß man nicht in die Klinik« oder: Das Konzept Depressionsstation

1 *Kopittke, W.:* Chronische Depression – Krankheit oder Lebensgeschichte, in: Kopittke, W. u. a.: 10 Jahre Weißenauer Depressionsstation, S. Roderer Verlag, Regensburg 1989, S. 75
2 *Kopittke, W.:* a.a.O., S. 80 ff.
3 *Wolfersdorf, M.:* Melancholie und Suizid oder: Die Freude am Jammern – ein kritischer Rückblick, in: Kopittke, W. u. a., a.a.O., S. 7

5. Kapitel: »Man muß warten, bis es vorbeigeht« oder: Wie man sich selbst helfen kann

1 *Teegen, F., M. Grund, M. Praetorius, M. Wirth:* Depression bei Frauen, in: Zeitschrift für Klinische Psychologie, 4/1981, S. 301 ff.
2 *Bartmann, U.:* Laufen und Joggen, Trias, Stuttgart 1991
3 *Tausch, R.:* Lebensschritte. Umgang mit belastenden Gefühlen, Rowohlt Verlag, Hamburg 1989, S. 161
4 *Kater, K.:* Jogging, Gesund und fit durch Laufen, Krüger 1979
Wöllzenmüller, F.: Richtig Jogging, Dauerlaufen BLV Sportpraxis 1987
5 *Metzger, D.:* Wenn die Gruppe zum Guru wird, in: Psychologie heute, 9/1989
6 *Tausch, R.:* Förderlicher Umgang mit beeinträchtigenden Gefühlen. Vortrag auf der Basis seines Buches »Lebensschritte. Umgang mit belastenden Gefühlen«, Rowohlt Verlag, Hamburg 1989
7 *Stettbacher, J. K.:* Wenn Leiden einen Sinn haben soll, Hoffmann und Campe 1990, S. 93 ff.

III. Depression – Der Kranke und die anderen

1. Kapitel: »Reiß dich zusammen« oder: Warum Depressive nicht wollen können

1 *Beglinger, R.:* Depression. Pro Mente Sana, Lausanne-Weinfelden 1990
2 *Wolfersdorf, M.:* Hilfreicher Umgang mit Depressiven in Diagnostik und Therapie, Verlag für angewandte Psychologie, Stuttgart, im Druck

2. Kapitel: »Man kann es ihnen nicht recht machen« oder: Die Beziehungen depressiver Menschen

1 *Battegay, R.:* Depression, Hans Huber Verlag, Bern-Stuttgart-Toronto 1987, S. 114 f.
2 *Kuiper, P. C., zit. nach Weiß, E. W.:* Für immer lebendig begraben? S. Roderer Verlag, Regensburg 1989, S. 33 f.
3 *Norwood, R.:* Wenn Frauen zu sehr lieben. Die heimliche Sucht, gebraucht zu werden. Rowohlt, Reinbek 1986, S. 31 ff.
4 *Halpern, H. M.:* Liebe und Abhängigkeit. Wie wir übergroße Abhän-

gigkeit in einer Beziehung beenden können, ISKO-Press, Hamburg 1989, S. 80 f.

5 *Lake, T.:* Depressionen bewältigen, Albert Müller Verlag, Rüschlikon-Zürich, Stuttgart, Wien 1990, S. 68 ff.

6 *Reiter, L.:* Der stille Schrei nach Liebe, in: Psychologie heute, 4/1986

3. Kapitel: »Wer von Selbstmord redet, bringt sich nicht um« oder: Jeder Depressive ist gefährdet

1 *Restak, R. M.:* The Mind, Bantam Books, New York 1988, S. 172

2 in: *Nuber, U.:* Station 3: Neuanfang für Depressive, Psychologie heute 2, 1990

3 *Wolfersdorf, M.:* Hilfreicher Umgang mit Depressiven in Diagnostik und Therapie, Verlag für angewandte Psychologie, Stuttgart, im Druck

4 *Beglinger, R.:* a.a.O.

5 *Beglinger, R.:* a.a.O.

6 *Wolfersdorf, M.:* a.a.O.

7 *Restak, R. M.:* a.a.O., S. 174 (eigene Übersetzung)

Schlußkapitel: Depression – Eine Erfahrung, die zum Leben gehört?

1 zit. nach *Seligman, M. E. P.:* a.a.O., S. 143 ff.

2 *Ernst, H.:* Machen Sie sich ruhig Illusionen! in: Psychologie heute, 9/1989, S. 20 ff.

3 *Sackeim, H. A.,* in: *J. Masling* (Hrsg.), Empirical Studies of Psychoanalytik Theories, Hillsdale, New Jersey 1984

4 *Shelley Taylor, zit. in Ernst, H.:* a.a.O., S. 23

5 *Goleman, D.:* Lebenslügen und einfache Wahrheiten. Warum wir uns selbst täuschen, Beltz Verlag, Weinheim 1987, S. 128

6 *zit. nach Goleman, D.:* a.a.O., S. 291

7 *Ernst, H.:* a.a.O.

Literatur

Bartmann, U.: Laufen und Joggen, Trias Verlag, Stuttgart 1991

Battegay, R.: Depression, Hans Huber Verlag, Bern-Stuttgart-Toronto 1987

Beck, A. T.: Kognitive Therapie der Depression, PVU, München-Weinheim 1986

Beglinger, R.: Depression, Pro Mente Sana, Lausanne-Weinfelden 1990

Billig, N.: Depression im Alter muß nicht sein, Kreuz Verlag 1988

Boadella, D.: Biosynthese-Therapie. Grundlagen einer neuen Körperpsychotherapie, Transform Verlag, Oldenburg 1989

Brown, G. W., T. Harris: Social origins of depression. A study of psychiatric disorders in women, Tavistock, London 1978

Bucher, R.: Depression und Melancholie, Hans Huber Verlag, Bern-Stuttgart-Wien 1977

Burton, R.: Anatomie der Melancholie, Artemis Verlag, Zürich-München 1988

Chodorow, N.: Das Erbe der Mütter, Verlag Frauenoffensive, München 1985

Corazza, V., A. Ernst: In der Regel, Kiepenheuer & Witsch, Köln 1987

Cozens, J.: Nervous Breakdown, Piatkus Press, London 1988

Curran, V., S. Golombok: Bunte Pillen – Ade. Ein Handbuch zum Tablettenentzug, Orlanda Frauenverlag, Berlin 1988

Dietzel, M.: Die Lichttherapie bei der endogenen Depression, Springer Verlag, Berlin Heidelberg 1990

Dilling, H., S. Weyerer, R. Castell: Psychische Erkrankungen in der Bevölkerung, Stuttgart 1984

Dix, C.: Eigentlich sollte ich glücklich sein, Kreuz Verlag, Zürich 1987

Eberwein, W.: Impulse von innen, Transform Verlag, Oldenburg 1990

Ernst, A., I. Füller: Schlucken und Schweigen. Wie Arzneimittel Frauen zerstören können, Kiepenheuer & Witsch, Köln 1988

Faust, V. (Hrsg.): Lehrbuch der Psychiatrie, Walter de Gruyter Verlag, Berlin-New York 1988

Faust, V., G. Hole (Hrsg.): Depressionen, Hippokrates Verlag, Stuttgart 1983

Faust, V., G. Hole, M. Wolfersdorf: Therapie der Depressionen, Stein Verlag, Ravensburg 1986

Faust, V.: Antidepressiva und Lithium in der Praxis, Hippokrates Verlag, Stuttgart 1988

Feiden, K.: Hope and Help for Chronic Fatigue Syndrome, Prentice Hall Press, New York 1990
Finzen, A.: Medikamentenbehandlung bei psychischen Störungen
Fischer-Homberger, E.: Krankheit Frau. Sammlung Luchterhand, Darmstadt-Neuwied 1984
Flach, F.: Depression als Lebenschance, Rowohlt, Reinbek 1991
Friese, H. J., G. E. Trott: Depression in Kindheit und Jugend, Hans Huber Verlag, Bern-Stuttgart-Toronto 1988
Geue, B.: Therapieziel Gesundheit, Springer Verlag, Berlin-Heidelberg 1990
Gillett, R.: Depression, Otto Maier Verlag, Ravensburg 1988
Goleman, D.: Lebenslügen und einfache Wahrheiten. Warum wir uns selbst täuschen. Beltz Verlag, Weinheim 1987
Gordon, B.: Ich tanze so schnell ich kann, rororo, Reinbek 1988
Halpern, H. M.: Liebe und Abhängigkeit. Wie wir übergroße Abhängigkeit in einer Beziehung beenden können, ISKO-Press, Hamburg 1989
Hammer, S.: Töchter und Mütter. Über die Schwierigkeiten einer Beziehung, Fischer Verlag, Frankfurt 1978
Hautzinger, M.: Kognitive Therapie bei Depressionen, PVU, München 1989
Hecht, H.: Geschlechtstypische Risikofaktoren der Depressivität, S. Roderer Verlag, Regensburg 1990
Hesse, J., H. Ch. Schrader: Auf einmal nicht mehr weiter wissen, Fischer Verlag, Frankfurt 1988
Hurrelmann, K.: Geschlechtstypische Unterschiede in der Verarbeitung von Alltagsbelastungen, Universität Bielefeld 1991
Johnson, St. M.: Charakter-Transformation, Transform-Verlag, Oldenburg 1990
Johnson, St. M.: Der narzißtische Persönlichkeitsstil, Edition Humanistische Psychologie, Köln 1988
Kielholz, P.: Depression und Antidepressiva, in: Deutsche Apotheker Zeitung, Nr. 20, 1986
Kielholz, P., W. Pöldinger, C. Adams: Masked Depression, Deutscher Ärzte Verlag, Köln-Lövenich 1982
Kopittke, W. u. a.: 10 Jahre Weißenauer Depressionsstation, S. Roderer Verlag, Regensburg 1989
Lake, T.: Depressionen bewältigen, Albert Müller Verlag, Rüschlikon-Zürich, Stuttgart-Wien 1990
Lewis, J. W.: Premenstrual Syndrome as a Criminal Defense, in: *Martin, E.:* Die Frau im Körper, Campus Verlag, Frankfurt a. M. 1989
Masling, J. (Hrsg.): Empirical Studies of Psychoanalytik Theories, Hillsdale, New Jersey 1984
McDougall, J.: Plädoyer für eine gewisse Anormalität, Suhrkamp Verlag, Frankfurt a. M. 1985

Merz, P.: Attributionsstil und Depression, S. Roderer Verlag, Regensburg 1990
Miller, A.: Am Anfang war Erziehung, Suhrkamp Verlag, Frankfurt a. M. 1980
Miller, A.: Das Drama des begabten Kindes, Suhrkamp Verlag, Frankfurt a. M. 1983
Miller, A.: Das verbannte Wissen. Suhrkamp Verlag, Frankfurt a. M. 1988
Miller, A.: Zeitkurven. Ein Leben, S. Fischer Verlag, Frankfurt a. M. 1987
Minker, M.: Die kritischen Tage davor. Das prämenstruelle Syndrom, Wort und Bild Verlag, Baierbrunn 1990
Minker, M.: Hormone und Psyche, Kunstmann Verlag, München 1990
Moser, T.: Körpertherapeutische Phantasien, Suhrkamp Verlag, Frankfurt a. M. 1989
Nezu, A. M., Ch. M. Nezu, M. G. Perri: Problem-Solving Therapie for Depression, Wiley, New York 1988
Norwood, R.: Wenn Frauen zu sehr lieben. Die heimliche Sucht, gebraucht zu werden, Rowohlt, Hamburg 1986
Obermair, W., K. D. Stoll, K. Rickels: Test zur Erfassung der Schwere einer Depression, Beltz Test, Weinheim 1983
Papolos, D. F., J. Papolos: Overcoming Depression. Harper & Row, New York 1987
Paykel, E. S. (Hrsg.): Handbook of Affective Disorders, Guilford Press, New York 1982
Pennebaker, J.: Opening Up. The Healing Power of Confiding in Others, New York 1990
Petty, R., T. Sensky: Depression. Treating the Whole Person, Unwin, London 1987
Poth, Ch.: Unser täglich Frust. Mein progressiver Alltag, rororo, Reinbek 1975
Psychologie heute (Hrsg.): Das Risiko Therapie, Beltz Verlag, Weinheim 1989
Psychologie heute (Hrsg.): Welche Therapie? Beltz Verlag, Weinheim 1987
Restak, R. M.: The Mind, Bantam Books, New York 1988
Schmidtchen, G.: Schritte ins Nichts. Selbstschädigungstendenzen unter Jugendlichen, Leske und Budrich, Opladen 1989
Seligman, M. E. P.: Erlernte Hilflosigkeit, PVU, München-Weinheim 1986
Seligman, M. E. P.: Pessimisten küßt man nicht. Optimismus kann man lernen, Droemer Knaur Verlag, München 1991
Snyder, S. H.: Chemie der Psyche, Spektrum der Wissenschaft, Heidelberg 1988
Stettbacher, J. K.: Wenn Leiden einen Sinn haben soll, Hoffmann und Campe 1990
Sulz, S. K. D.: Verständnis und Therapie der Depression, Ernst Reinhard Verlag, München-Basel 1985

Tausch, R.: Lebensschritte. Umgang mit belastenden Gefühlen, Rowohlt, Hamburg 1989

Teegen, F., M. Grund, M. Praetorius, M. Wirth: Depression bei Frauen. Erleben, Erklärungsversuche, Lösungsstrategien, in: Zeitschrift für Klinische Psychologie, 4/1981

Weil, A.: Heilung und Selbstheilung, Beltz Verlag, Weinheim 1988

Weiß, E. W.: Für immer lebendig begraben? S. Roderer Verlag, Regensburg 1989

Widlöcher, D.: Die Depression, Piper Verlag, München-Zürich 1983

Wolfersdorf, M., G. Witznick: Therapie mit Antidepressiva, G. Fischer Verlag, Stuttgart-New York 1985

Wolfersdorf, M.: Hilfreicher Umgang mit Depressiven in Diagnostik und Therapie, Verlag für angewandte Psychologie, Stuttgart, im Druck

Wunderli, J.: Und innen die große Leere. Die narzißtische Depression und ihre Therapie, Kreuz Verlag, Zürich 1989

Quellennachweis

Aus folgenden Werken wurde mit freundlicher Genehmigung der genannten Verlage zitiert:

Beck, A. T./Rush, J./Shaw, B. F./Emery, G., Kognitive Therapie der Depression, Psychologie Verlags Union, München 2/1986
Eberwein, W., Impulse von Innen, Biodynamik-Körperpsychotherapie zur Heilung und Selbstfindung, Transform Verlag, Oldenburg 1990
Giese, E., Risiken für die Klienten, in: *Giese, E./Kleiber, D.*, Das Risiko Therapie, Psychologie heute-Taschenbuch, Beltz Verlag, Weinheim 1989, S. 75 + 77f.
Halpern, H. M., Liebe und Abhängigkeit, ISKO-Press, Hamburg 1989
Kopittke, W./Rutka, E./Wolfersdorf, M., 10 Jahre Weißenauer Depressionsstation, S. Roderer Verlag, Regensburg 1989
Martin, E., Die Frau im Körper, Campus Verlag, Frankfurt/Main 1989
Miller, A., Am Anfang war Erziehung, Suhrkamp Verlag, Frankfurt/Main 1980
Miller, A., Das verbannte Wissen, Suhrkamp Verlag, Frankfurt/Main 1988
Norwood, R., Wenn Frauen zu sehr lieben, Rowohlt Verlag, Reinbek 1986
Poth, Ch., Unser täglich Frust, Rowohlt Verlag, Reinbek 1975
Seligman, M. E. P., Pessimisten küßt man nicht, Droemer Knaur Verlag, München 1991
Stettbacher, J. K., Wenn Leiden einen Sinn haben soll, Hoffmann u. Campe Verlag, Hamburg 1990
Weiß, E. W., Für immer lebendig begraben?, S. Roderer Verlag, Regensburg 1989
Widlöcher, D., Die Depression, R. Piper & Co. Verlag, München 1986
Wolfersdorf, M., Hilfreicher Umgang mit Depressiven in Diagnostik und Therapie, Verlag für Psychologie, Göttingen 1991

Beglinger, R., Tonbandmitschnitt einer Tagung der Gesellschaft Pro Mente Sana zum Thema »Depression« in Basel am 19. 9. 1990
Obermair, W./Stoll, K. D./Rickels, K., Test zur Erfassung der Schwere einer Depression, Beltz Test, Weinheim 1983
Tausch, R., Förderlicher Umgang mit beeinträchtigenden Gefühlen. Vortrag auf der Basis seines Buches »Lebensschritte«, Rowohlt Verlag, Reinbek 1989

Depression im Alter muß nicht sein.

Das Alter ist bei unserer heutigen Lebenserwartung ein sehr langer Abschnitt unseres Lebens geworden. Es lohnt sich, alles daran zu setzen, daß der Reichtum an Erfahrungen, den diese Lebensphase zu bieten hat, auch gelebt werden kann. Die häufig auftretende Altersdepression ist in vielen Fällen heilbar. Nathan Billig erläutert die Anzeichen und Symptome der Depression, Diagnose, Behandlung und eventuelle Nebenwirkungen, den Unterschied zwischen Depression und Alzheimerscher, Parkinsonscher und anderen Krankheiten und weitere praktische Fragen.

Nathan Billig
Depression im Alter muß nicht sein
Ihre Anzeichen und ihre Behandlung
137 Seiten, kartoniert

Die Depression und ihre geistig-seelischen Ursachen.

Am Beispiel von 48 farbigen Bildern einer Frau zeigt die Autorin, welche seelisch-geistigen Wandlungsprozesse zur Heilung einer Depression führen. Neben den medizinischen Ursachen und Behandlungsmöglichkeiten schildert die Autorin, daß es letztlich eine Sinnkrise ist, die in die Depression führt, und darum auch nur eine tiefe religiöse Erfahrung sie heilen kann.

Schwester Liliane Juchli
Bilder einer Depression
Leben mit den Kräften der Tiefe
189 Seiten, mit 48 vierfarbigen Abbildungen, gebunden

KREUZ: Bücher zum Leben.